MI HIJO TIENE TRASTORNO DEL ESPECTRO AUTISTA ¿ POR QUÉ ?

MI HIJO TIENE TRASTORNO DEL ESPECTRO AUTISTA ¿ POR QUÉ ?

BIBIANA PASTOR BRIZZOLESE Y
MARISOL RUIZ SUBAUSTE

Número de Control de la Biblioteca del Congreso de EE. UU.:   2013916118
ISBN: Tapa Dura   978-1-4633-6015-3
               Tapa Blanda   978-1-4633-6014-6
               Libro Electrónico   978-1-4633-6013-9

La información, ideas y sugerencias en este libro no pretenden reemplazar ningún consejo médico profesional. Antes de seguir las sugerencias contenidas en este libro, usted debe consultar a su médico personal. Ni el autor ni el editor de la obra se hacen responsables por cualquier pérdida o daño que supuestamente se deriven como consecuencia del uso o aplicación de cualquier información o sugerencia contenidas en este libro.

Este libro fue impreso en los Estados Unidos de América.

Fecha de revisión: 23/10/2013

Para realizar pedidos de este libro, contacte con:
Palibrio LLC
1663 Liberty Drive
Suite 200
Bloomington, IN 47403
Gratis desde EE. UU. al 877.407.5847
Gratis desde México al 01.800.288.2243
Gratis desde España al 900.866.949
Desde otro país al +1.812.671.9757
Fax: 01.812.355.1576
ventas@palibrio.com
418661

AGRADECIMIENTOS

Queremos expresar nuestro agradecimiento a todos aquellos que de alguna forma nos han acompañado directa o indirectamente en la elaboración de nuestro libro.

Agradezco de forma inconmensurable a mi hijo Matías, un alma fuerte y sabia capaz de haber inspirado en mí actos de entrega que no imaginé alcanzar. Los conocimientos vertidos en estas páginas son fruto del amor más puro que un ser humano puede experimentar. Ciencia y amor se vuelven uno para entregar este libro a familias que lo necesiten.

MARISOL RUIZ SUBAUSTE

Agradezco a mi esposo Marco, que siempre ha sido una fuente de amor, apoyo y ánimo.

Especial gratitud a mi hijo Maurizio siempre dispuesto a colaborar y gracias a él pude percibir los cambios reales que produce una buena nutrición.

BIBIANA PASTOR BRIZZOLESE

Agradecemos la disposición, capacidad y gentileza de Bruno Caneda al realizar el diseño de la portada de nuestro libro, a Sebastián Legaspi, Susana Pastor y Rocio Trigoso por su colaboración con la fotografía.

Deseamos agradecer a Noemi de Camere, por disponer de su tiempo al traducir documentos necesarios para conocer más sobre lo escrito.

ÍNDICE

INTRODUCCIÓN

Muchos años de intensa investigación y práctica nos llevó a entender la realidad de complejas enfermedades que azotan hoy en día a la humanidad; en especial a los niños.

Antes de entender este tema nos parecía increíble que existiera una conexión tan directa entre padecimientos al parecer disímiles.

¿Qué conexión tiene la Hiperactividad, el Trastorno del Déficit de Atención, el Asperger, el TEA (Trastorno del Espectro Autista) , las Alergias y la Alimentación , pues una conexión directa, que se irá develando al largo de este libro.

Hace más de ocho años venimos hablando de la importancia de observar los signos de falta de salud que nos da nuestro cuerpo. Debemos escuchar los mensajes del cuerpo y redefinir nuestros conceptos de curación y dieta.

Mucha gente nos mira aún con incredulidad pero no es una casualidad que los niños de hoy en día presenten cada vez más signos de deterioro – alergias – problemas estomacales - asma, eccemas, infecciones recurrentes, hipotonía muscular, falta de coordinación gruesa y fina, retrasos del habla, lenguaje y aprendizaje, problemas emocionales, hiperactividad, déficit de atención, autismo, obesidad, delgadez extrema, problemas visuales, problemas dentarios, problemas de sueño, etc.

Según nuestros estudios, experiencia profesional y de vida, existen razones directas para esta debacle en la niñez, que son:

- La contaminación ambiental
- La mala nutrición
- El exceso de medicación
- Los preservantes vacunales
- El abuso de conservantes, colorantes y saborizantes
- El deterioro generacional de los sistemas inmunes.

Nosotros creemos que una verdadera salud no es sólo la ausencia de enfermedad, sino un estado mental y corporal dinámico que nos permite lograr una participación espontánea de uno mismo, en todos los aspectos de la vida, para mirar el futuro con optimismo.

Este libro los orientará a entender que una buena alimentación y desarrollo psicomotriz, de coordinación motora gruesa y fina y/o sensoriomotor aportan energía en apariencia ilimitada e incluso mejoran el estado de ánimo.

Conoceremos las ventajas de los alimentos crudos, hoy en día son muchos los niños que no los consumen, También hablaremos de la importancia de la nutrición ortomolecular y brindaremos guías prácticas para que los padres de familia puedan implementar buenos hábitos alimenticios y un nuevo estilo de vida en sus hogares.

La gran mayoría de gente no tiene idea de que sus problemas de salud como los de su familia podrían estar relacionados con la ingesta de alimentos específicos y la vida sedentaria.

Durante años se puede sufrir de diversos signos y síntomas de falta de salud, sin saber que se padece de una alergia. ¿Cómo tratarla, cómo identificarla, es un alimento su causa? ¿Cuál o cuáles podrían ser los alimentos a los que su cuerpo reacciona?

A lo largo de la lectura se irá cuestionando si lo que uno come te perjudica y pensarás.

¿Cómo se siente mi hijo ahora?

Probablemente responde por debajo de su capacidad, con un pobre nivel para organizar sus sensaciones, sentimientos, pensamientos y acciones. A lo mejor está comiendo o bebiendo algo que no le asienta bien. La reacción a lo que come tal vez no sea inmediata, ni grave, sí podría ser constante, convirtiéndose en un problema crónico de salud.

Nuestra intención a través de este libro es prevenir y resolver los desbalances orgánicos en la infancia, buscando mejorar su salud y saber descubrir qué alimentos le asientan y cuáles desencadenan reacciones negativas en su organismo. Brindaremos los conocimientos necesarios para conseguir un alivio permanente, sin necesidad de hacer uso de medicación.

Es por ello que traemos esta ciencia en forma comprensible para que sea utilizada por cada uno de nosotros y de esa manera, a través de esos recursos alimenticios, prevenir enfermedades, mejorar nuestra fisiología y curar determinados padecimientos a través de una buena alimentación.

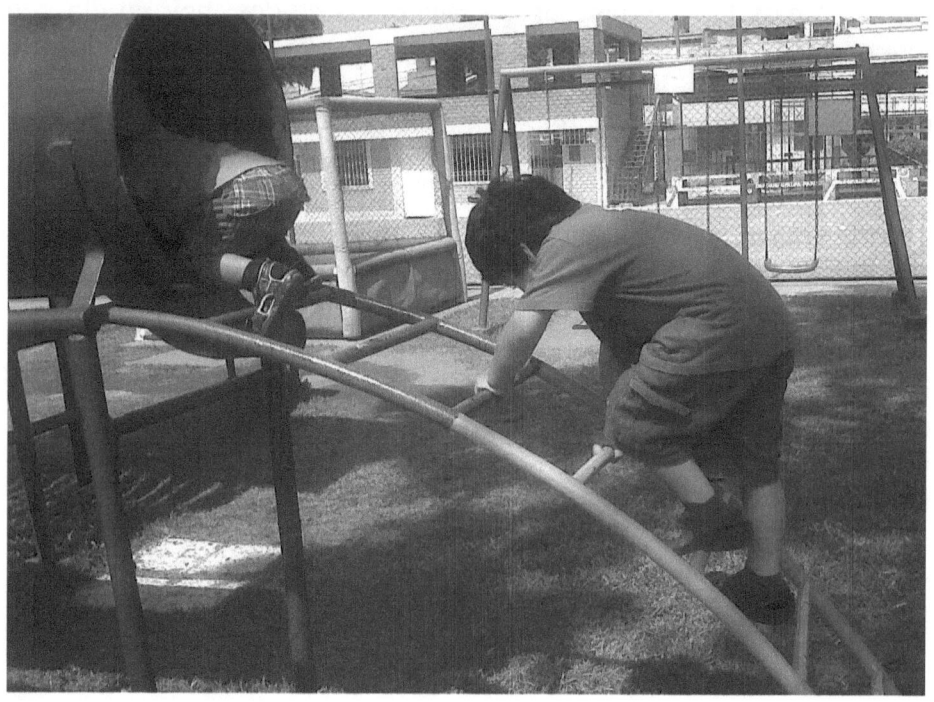

CAPÍTULO I

LA LECHE
Y
EL TRIGO

1. LA LECHE Y EL TRIGO

Cuando nos ponemos a pensar en lo que sucede en nuestra vida diaria y reflexionamos en cómo los medios de comunicación influyen grandemente en nuestras vidas, ahí también se incluye su influencia en lo que "debemos comer". Si cada uno de ustedes se vuelve más analítico, llegará a las mismas conclusiones que nosotras, se nos expone mediáticamente a un consumo exacerbado de dos productos, la LECHE DE VACA y el TRIGO (pan, galletas, pastas, etc.)

Al parecer y como normalmente las familias lo asumen, estos dos productos son inofensivos y hasta necesarios en la dieta diaria, sin embargo a través de este capítulo iremos descubriendo qué sucede en la salud del ser humano y especialmente en los niños de hoy, al consumir de forma frecuente (desayuno, media mañana, almuerzo, lonche y cena), por la gravedad del efecto de no metabolizar adecuadamente las proteínas de estos "supuestos alimentos necesarios".

En los últimos tiempos hemos visto como la industria láctea ha cedido ante la fuerza del exceso de intolerancias y está ofreciendo productos deslactosados y bajos en grasa.

Haciendo creer al consumidor que la problemática sólo radica en el carbohidrato y la grasa y no en la parte de la proteína, que para nosotros es dónde está el mayor problema para la salud del consumidor.

Por otro lado el trigo es ofrecido en todas sus formas, galletas, panes, fideos, sémola, bizcochos, tostadas,pizzas, pastelería, sopas, embutidos, etc.

Su proteína, tiene por nombre gluten y es tan versátil para la industria por su ligosidad y porque sirve para aglutinar. En ese sentido está presente en forma oculta en muchos alimentos procesados como embutidos, proteína vegetal hidrolizada, almidón modificado, vitaminas y suplementos, en el color caramelo, en las dextrinas, en las sopas en lata o sobre.

Ahora iremos por partes explicando qué sucede con la salud con un uso indiscriminado de lácteos y trigo.

1.1 La Leche de Vaca

Las personas del mundo occidental tenemos muy arraigada una imagen que se repite diariamente en todos los hogares: la mamá al lado de la mesa en el desayuno ordenando a sus hijos que acaben toda la leche, sino no crecerán sanos y fuertes. Esto nos lo repiten los medios de comunicación constantemente, casi exigiendo que se consuma mínimo tres vasos de leche al día.

Hasta hace poco tiempo esta forma de consumir lácteos era incuestionable, sin embargo la presión de los consumidores y las constantes molestias digestivas de los niños y jóvenes de hoy han empujado al mercado a aceptar que existe la intolerancia a la lactosa (azúcar de leche). Por ello se ofrece a los consumidores distintas marcas de lácteos libres de esta azúcar (lactosa).

Debemos saber que muchas personas que pasan la primera infancia, disminuyen la actividad de la enzima digestiva lactasa a niveles muy bajos, de modo que muchos adultos se vuelven intolerantes a la lactosa, es decir que les cuesta digerir la leche de vaca y los productos lácteos.

Sólo domesticando el ganado, hecho que tuvo lugar hace unos 8,000 años, el hombre empezó a disponer en abundancia de leche de vaca.

Las únicas poblaciones que finalmente evolucionaron de tal modo que pudieron retener la actividad de la lactasa en la edad adulta, fueron las que habían estado continuamente expuestas a la lactosa. Por obra de un consumo implacable de productos lácteos, especialmente los europeos de ascendencia escandinava.

Por desgracia en este aspecto el 80% de la población mundial no ha llegado a equiparse de enzimas digestivas como los escandinavos, por lo tanto los lácteos son un desastre desde el punto de vista de la digestión.

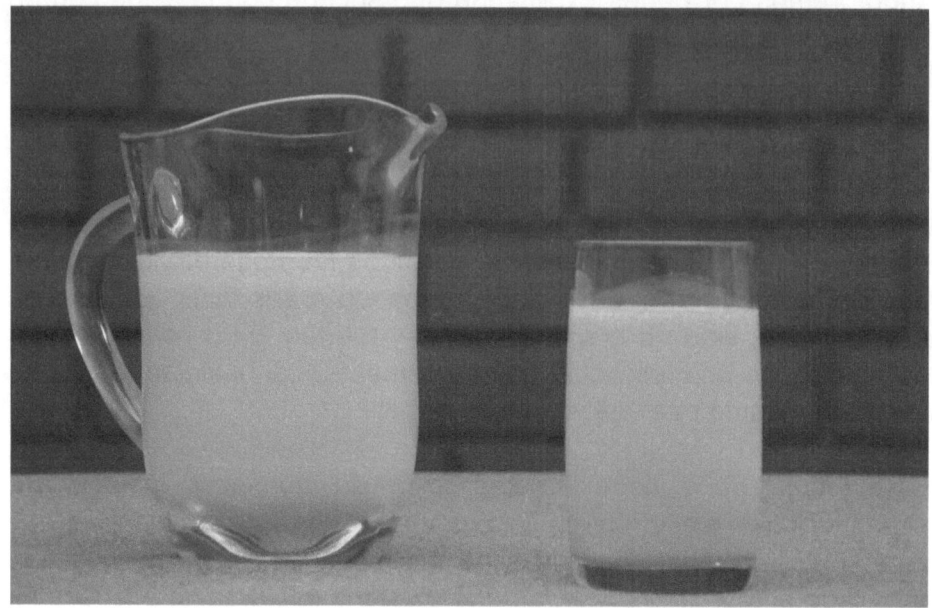

1.2 LA LECHE DE VACA Y LA SALUD

Como señalamos anteriormente la publicidad que rodea la leche nos hace creer que es un producto absolutamente esencial y natural para los humanos.

Sin embargo hay muchas razones para no usar estos productos como fuente de nutrientes. La leche de vaca entera está adaptada a las necesidades nutricionales de los terneros cuyo cuerpo y aparato digestivo es totalmente diferente al del hombre. De hecho los seres humanos son la única especie que bebe leche procedente de otra especie, y la única especie que bebe leche de vaca después de la infancia.

Es importante que conozcamos que la mala digestión de la leche puede permeabilizar el aparato digestivo humano (volverlo más poroso), esto favorece la entrada de moléculas de proteínas mal digeridas al torrente sanguíneo, poniendo al sistema inmunitario en estado de alerta, ocasionando así inflamación crónica y alergias.

La leche de vaca exacerba la mucosidad e impide la desintoxicación linfática colmando el sistema respiratorio de flema, lo cual contribuye a crear infecciones crónicas.

Los lácteos reducen la capacidad de las prostaglandinas que cumplen una función antiinflamatoria. Estas consecuencias nos pueden acompañar a lo largo de la vida manifestándose cómo cólicos en el bebé, otitis media, resfríos de repetición, problemas digestivos, problemas de migrañas, problemas de sueño, dolores articulares.

Todos estos desequilibrios de salud pueden ser debidos a un mismo problema:

INTOLERANCIA A LOS PRODUCTOS LÁCTEOS

Una conexión importante entre la leche y una mala salud, es probablemente su contribución a las enfermedades cardiacas, demasiada grasa saturada en la dieta puede conducir a la arterioesclerosis.

La leche y los productos lácteos suponen casi la mitad de las grasas saturadas que se consumen en la dieta occidental.

Concluiremos diciendo que con la pasteurización de la leche muchas de sus enzimas se destruyen. El resultado es que la mayoría del calcio que contiene la leche se vuelve insoluble, lo que convierte a la leche en un astringente.

LISTADO DE LAS CIEN ENFERMEDADES VINCULADAS CON LOS LÁCTEOS

Enfermedades respiratorias.

Asma bronquial, Sinusitis y Pólipos de senos paranasales, Rinitis, Fiebre de Heno, Amigdalitis, Angina roja y pultácea, Faringitis, Laringitis, Pólipos laríngeos, Bronquitis Aguda y Crónica, Enfisema y Fibrosis pulmonar, Bronconeumonía y Neumonitis. Tuberculosis

Enfermedades digestivas.
Aftas en la boca - Glositis- Gingivitis - Gastritis hipoclorhídrica y autoinmune - Enteritis- Enterocolitis - Síndrome de Mala absorción- Colitis ulcerosa - Disbacteriosis Intestinal y Dispepsia putrefactiva - Colon irritable- Adenomatosis y pólipos intestinales- Hígado graso o Esteatosis Hepática - Pancreatitis y Enfermedad fibroquística del páncreas - Litiasis biliar y Litiasis de glándulas salivales - Hepatitis Crónica autoinmune - Constipación y Hernia.

Enfermedades Genitourinarias y Mamarias.
Litiasis (cálculos de riñón) - Insuficiencia renal, aguda y crónica - Quistes renales únicos y múltiples – Glomérulonefritis - Pielonefritis- Síndrome nefrótico y nefrítico - Cistitis y otras infecciones urinarias a repetición especialmente por Escherichia Coli y Proteus – Uretritis - Flujo vaginal por Trichomonas o Cándidas - Lesiones en cuello uterino por HPV- Fibromas o Miomas o Pólipos uterinos - Prostatítis y Adenomas de próstata - Quistes ováricos – Endometriosis - Displasia mamaria nodular y difusa - Mastitis - Enfermedad de Paget del Pezón - Esterilidad femenina o masculina con componente alérgico, autoinmune, infeccioso u hormonal.

Enfermedades Neurológicas- Autoinmunes, Alérgicas y del Colágeno.
Esclerosis múltiple y otras enfermedades desmielinizantes - Esclerosis Lateral Amiotrófica o en placas - Lupus Eritematoso Sistémico - Artritis Reumatoidea - Miastenia Gravis - Tiroiditis de Hashimoto y otras patologías tiroideas autoinmunes - Diabetes con componente autoinmune - Esclerodermia - Pénfigo - Retinitis pigmentaria - Hepatitis crónica autoinmune - Todo tipo de enfermedades alérgicas, incluso alergias a sustancias no componentes de lácteos ni de su adulteración- Todo tipo de colagenopatías y de enfermedades autoinmunes - Síndrome de Sjöegren - Enfermedad de Peyronet - Dermatomiositis.

Enfermedades de la Piel.
Pelos, Uñas y Tejido Celular subcutáneos.

Esclerodermia – Eczemas - Psoriasis - Pénfigo - Eritema Nodoso – Vitiligo – Verrugas – Leucoplasias – Acné – Forunculosis -

Abcesos- Lesiones por Herpes simple y Herpes Zoster (Culebrilla) - Micósis Dérmica y Ungueal (hongos) – Celulitis - Alopecia - Caspa y Seborrea- Dermatitis del pañal y otras formas de dermatitis – Sudamina – Impétigo - Cáncer de piel - Sarcoma de Kaposi - Dermatomiositis.

Dislipidemias, Enfermedades Cardiovasculares y Flebológicas.
Hipercolesterolemia - Hipertrigliceridemia y otras Dislipidemias - Arterioesclerosis coronaria, cerebral, etc.- Síndrome de Claudicación Intermitente – Várices - Adenopatías y Linfangitis- Elefantiasis - Flebitis y Tromboflebitis - Hiper o hipotensión arterial (presión alta o baja).

Enfermedades Infecciosas.
Todo tipo de infecciones bacterianas. Todo tipo de infecciones víricas. Todo tipo de infecciones micóticas (hongos).

-SIDA con HIV positivo- HIV sin SIDA- Síndrome de fatiga crónica vírica- Tuberculosis-Lepra.

Enfermedades Endocrinas. Diabetes Mellitus con componente autoinmune- tiroiditis de Hashimoto- Hipotiroidismo- Bocio nodular y difuso.

Cáncer, Tumores benignos y Enfermedades Hematológicas
Cáncer de mama, útero, ovario, colon, páncreas, vías biliares, estómago, esófago, hígado, próstata, testículo, piel, cerebro, etc. Leucemias, Linfoma de Hodgkin y Linfomas no Hodgkin. Tumores benignos de todo tipo y localización como hipófisis- Neurinoma del acústico y de otros nervios, cerebrales, etc. Anemias ferropénicas y/o con componentes Autoinmunes. Mielodisplasias.

Enfermedades Oftalmológicas y Otorrinolaringológicas.
Además de las citadas al principio, Conjuntivitis- Otitis- Retinitis pigmentaria- Cataratas- Pterigion- Orzuelos.

Enfermedades Osteoarticulares y Reumáticas.
Artritis reumatoidea y otros tipos de Artritis- Artrosis con o sin deformidad articular- Osteoporosis- Espondilitis anquilosante- Calcificaciones

anormales en articulaciones (picos de loro) y en cualquier parte del cuerpo (arterias, mamas, cerebro, riñones, vesícula biliar, glándulas salivales, etc.).

1. 3 REACCIONES ALÉRGICAS RELACIONADAS A LA PROTEÍNA LÁCTEA

Muchos expertos en nutrición ya señalan abiertamente que los lácteos son la principal causa de las alergias alimentarias.

Si bien la Asociación Americana de Pediatría desaconsejó su uso en niños pequeños y recientemente el Jefe de Gastroenterología del Hospital de Niños de La Plata, Argentina, afirmó en declaraciones periodísticas que el 80% de los niños son alérgicos a la leche, esto también es válido para los adultos, incluso para los productos derivados de la misma.

Se han detectado 25 antígenos diferentes en la leche (proteína foránea que genera una respuesta inmunológica), la lactoalbúmina y la gammaglobulina bovina son de las más antigénicas y de difícil digestión y no sólo se las encuentra en los lácteos, sino en forma de caseinatos.

Los caseinatos se les incorpora en muchos medicamentos e incluso en suplementos nutricionales que se les aporta a pacientes en estado terminal, agravando su proceso y en productos que la gente cree muy naturales y saludables (batidos para adelgazar).

Valga recordar que de la caseína se extrae el poderoso pegamento conocido como "cola de carpintero".

Es muy importante conocer la composición de cada medicamento o suplementos nutricionales o alimento que se ingiere para poder superar las diferentes formas de alergia, ya que éste es uno de los ejemplos de patologías que pueden tener respuestas del todo o nada, de la misma forma que si uno es alérgico a la penicilina, con un solo comprimido puede tener una respuesta máxima, con la alergia a las proteínas de los lácteos o a los antibióticos que se les suelen agregar, pasa lo mismo.

La caseína es la más abundante de las proteínas de la leche y el 40% de la misma es indigerible y favorece también la dispepsia putrefactiva, la constipación, etc.

La Dra. Charlotte Cunningham Rundles expuso, sobre sus extensas investigaciones en este tema, en el Simposio sobre "Nutrición, Infección y Sistema Inmunológico", organizado en 1986 por el Instituto de Nutrición Humana, en el Colegio de Médicos y Cirujanos de la Universidad de Columbia. EEUU.

Según afirman los mismos expertos de Columbia, EEUU, el tracto intestinal tiene un rol fundamental en evitar la absorción de antígenos en la sangre, en primera instancia a través de la secreción y reciclaje de un conocido anticuerpo llamado inmunoglobulina A. El mismo se segrega en la mucosa del intestino, pulmones y otros órganos.

La superficie de absorción intestinal, es de lejos el mayor contacto del cuerpo con el exterior (aproximadamente 300 metros cuadrados en un adulto normal es la superficie de todos los pliegues intestinales).

Por lo tanto deben ser inmensas las cantidades de IgA que deben segregarse para proteger permanentemente al organismo de todos los trastornos que provocarían que tantas sustancias extrañas entraran directamente al torrente sanguíneo.

En circunstancias normales las proteínas bovinas de lácteos y carnes, al igual que todas las demás deberían ser degradadas en los aminoácidos que las constituyen. Absorbidos como tales, el organismo los lleva por la sangre hasta las células para que allí se produzcan proteínas propias que no perjudiquen sino beneficien al organismo.

Además aquellas proteínas que se ingieran en exceso o que no se digieran, deberían ser retenidas en el intestino y excretadas con la materia fecal.

Bibiana Pastor Brizzolese y Marisol Ruiz Subauste

Parece ser que la carencia de IgA secretoria es una de las deficiencias inmunológicas más comunes y menos diagnosticadas. Esta condición es normal en el feto y en el neonato por la inmadurez inmunológica, pero la leche materna suministra la IgA necesaria para lograr el desarrollo e integridad funcional de los intestinos y del aparato respiratorio del niño en desarrollo, mientras que la leche de vaca carece totalmente de este anticuerpo esencial.

Por este motivo aportar proteínas tan antigénicas como la leche de vaca a un bebé o a un niño, con sus intestinos, sus pulmones y su sistema de defensas aún inmaduro, es uno de los más frecuentes errores, tanto de los padres, como de los pediatras y nutricionistas.

Si tenemos en cuenta que cuanto más antigénico sea lo que come un joven, un adulto o un anciano, más IgA y otros elementos de su sistema inmunológico tendrán que utilizar y por más que en buena medida los mismos se reciclen, habrá más posibilidades de favorecer un agotamiento al menos parcial de los mismos y que con esto entren "como Pedro por su casa" las proteínas foráneas de la leche y sus derivados a la sangre o bien hasta contactar con la segunda barrera inmunológica que forma anticuerpos específicos.

Secundariamente también de la carne y otros alimentos o sustancias que aunque no sean tan antigénicas como los lácteos, gracias a éstos y a su acción mencionada, pasan a provocar respuestas alérgicas de todo tipo, tanto intestinales como respiratorias, en la piel, etc.

Esto explica por qué se observa con mucha frecuencia, que después de cierto tiempo de eliminar los lácteos por completo, mejoran parcialmente o desaparecen por ejemplo, alergias al polvo, al polen, a la humedad y o a otros alimentos, medicamentos, etc.

Este mecanismo de acción de los lácteos como causa de enfermedades está muy emparentado con el que veremos a continuación y tanto uno como otro representan quizás los dos más frecuentes responsables de la generación de la mayor parte de las patologías del listado presentado antes.

Teniendo en cuenta que las proteínas son constituyentes naturales de la leche, al igual que las grasas, la lactosa, algunos minerales y el peligroso factor de crecimiento epitelial y que cualquiera de las variantes de la misma (descremada, en polvo, etc.) mantiene como base inamovible a las proteínas y comprendiendo lo dicho en el párrafo anterior, no hay dudas de que aunque tantas veces muchas industrias lácteas, hagan aberraciones con lo que se ordeña de la vaca, no son estas industrias, sino la misma vaca la que produce la peor parte de lo que recibimos en los lácteos: sus proteínas.

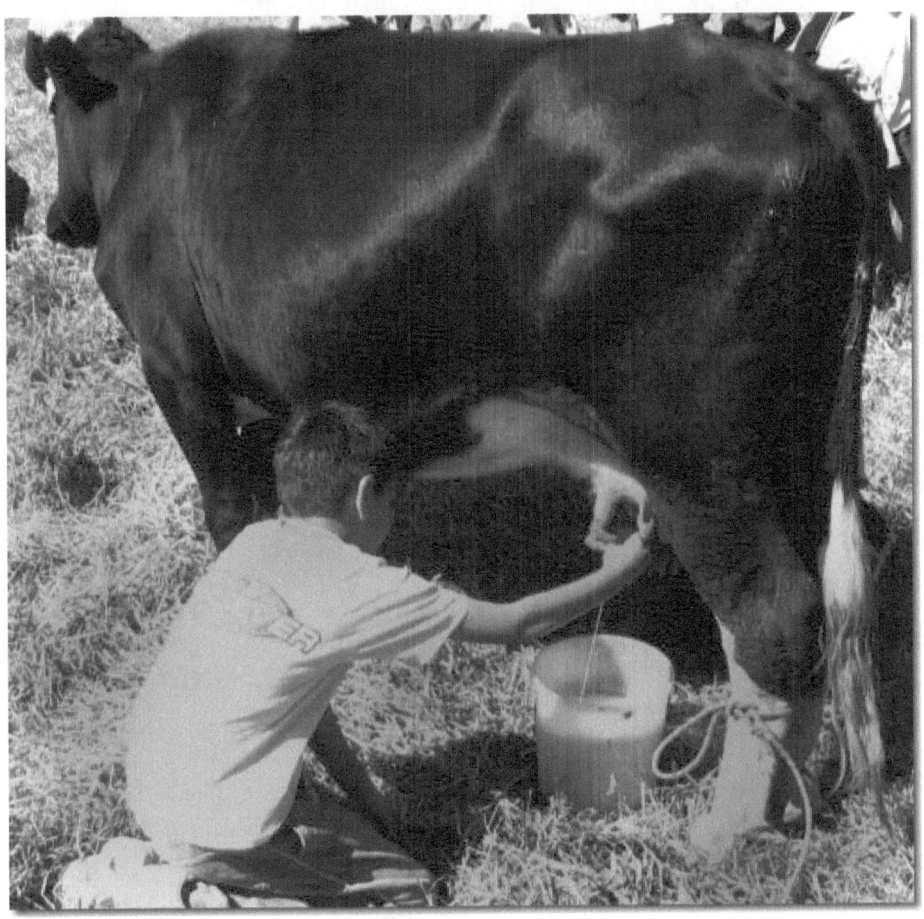

Por lo tanto de esto no se salva ni la leche ecológica, ni sus derivados, aunque sean tomados al pie de la vaca.

1.4 AUTOINMUNIDAD Y AGOTAMIENTO INMUNOLÓGICO RELACIONADO CON SUS PROTEÍNAS

Está demostrado que el exceso de respuestas inmunológicas provocado por una exposición muy frecuente de sustancias que el organismo no reconoce como propias es uno de los principales factores que pueden inducir al agotamiento del sistema inmune en uno o más de sus múltiples componentes.

Ya se explicó lo que sucede con la IgA intestinal. Se denomina Autoinmunidad al daño provocado por las mismas defensas del propio organismo, contra sus propias células, tejidos u órganos.

Son muchísimas las enfermedades conocidas desde hace mucho, donde se han descubierto últimamente, algún componente de autoinmunidad.

Existen diferentes tipos de autoinmunidad y tanto en uno como en otros, se puede demostrar alguna vinculación con la leche y sus derivados (aunque como en todo no se puede decir que sea el único factor causal).

Uno de esos tipos es la producción de anticuerpos que en vez de atacar elementos extraños, se confunden y atacan las propias células.

Esto se verifica en ciertos trastornos por ejemplo de hígado (Hepatitis Crónica Autoinmune) de la Tiroides (Tiroiditis de Hashimoto y otras formas de Hipotiroidismo), Diabetes Autoinmune, etc.

Por ejemplo, se ha descubierto que los niños con Diabetes Infanto - Juvenil, tienen en su sangre 7 veces más anticuerpos contra la caseína (la proteína más abundante de la leche) que los adultos normales y que existen estructuras antigénicas similares en la caseína y en las células del páncreas donde se produce insulina, hormona que les falta a los diabéticos.

Es elemental, atando cabos que si la caseína puede entrar "como Pedro por su casa" al torrente sanguíneo por lo explicado en el punto precedente o al menos pasar la primera barrera de anticuerpos inespecíficos (IgA) y puede por esto producirse a diario anticuerpos contra ella.

Estos pueden confundirse y atacar también a las células pancreáticas que elaboran insulina, dado que hay estructuras muy similares a las que tiene la caseína e indujeron a la formación de esos anticuerpos específicos, generándose así una diabetes autoinmune, más aún si la predisposición genética y el consumo abusivo de golosinas, bebidas azucaradas, postres, harinas blancas y otros elementos, suman su acción.

De la misma forma otros antígenos de la caseína y de otras proteínas bovinas podrían asemejarse en su estructura a otras células humanas de otros órganos y de acuerdo con cuál o cuáles sean y qué otros factores se sumen, se pueden generar muchas de las enfermedades del listado visto.

Lo interesante es que muchos de estos anticuerpos ya se pueden medir en sangre y se ha comprobado que el nivel de estos anticuerpos se reduce gradualmente hasta normalizarse en muchos casos y cuando el paciente vuelve a transgredir la dieta, los mismos vuelven a aumentar.

No sólo las proteínas de los lácteos como caseína, lactoalbúmina y otras muy conocidas, generan producción de anticuerpos. Lo mismo sucede con el peligroso Factor X-O que se verá luego y que es el principal causal de infartos y arterioesclerosis y por lo tanto el mayor asesino serial de nuestra sociedad y lo peor es que gracias a la homogenización de la leche para que no forme nata, anda suelto y en la sangre de quien consume hasta los famosos yogurcitos elaborados con ella, creyendo, por las falsas publicidades, que hasta sirven para adelgazar.

Otro tipo de autoinmunidad está relacionada con los complejos antígeno-anticuerpo (atacante-defensor) que circulan unidos por la sangre, que no alcanzan a ser englobados, degradados y eliminados por un conjunto de 18 elementos proteicos denominados "complemento".

Estos complejos se depositan en riñones, vasos sanguíneos, articulaciones, etc., generando diferentes trastornos.

Se demostró que quienes tienen complejos antígeno – anticuerpo circulantes, muestran bajos niveles de complemento, dentro de los 30 a 60 minutos luego de tomar tan solo 100 mililitros de leche.

Si la ingesta de lácteos es mayor, la caída del complemento también es mayor y muy probablemente de acuerdo con el tipo de lácteo del que más se abuse, se reducirá más uno u otro tipo de complemento y con esto se tenderá a una u otra patología, por ejemplo este tipo de mecanismo autoinmune el que se verifica en la nefritis (afecciones del riñón), algunas artritis, vasculitis, lupus eritematoso sistémico y ciertas anormalidades de las funciones cerebrales.

Probablemente por esta causa los lácteos de todo tipo que tanto comen los niños, sumado a los dulces, gaseosas, chocolates, galletitas, etc., causales de caídas del azúcar en la sangre por efecto rebote que también afecta las funciones cerebrales como la memoria, concentración, etc., sean los principales responsables de los trastornos en el rendimiento escolar, más aún si el coeficiente intelectual es normal, así como de diversas formas de demencia, incluso senil.

Otro mecanismo de autoinmunidad puede relacionarse con la caída de los linfocitos CD8 u OKT8, también llamados inmunosupresores que son glóbulos blancos o leucocitos que tienen la función de frenar la respuesta inmunológica para que no resulte exagerada.

El ingreso a la sangre de sustancias extrañas altamente antigénicas (o sea altamente generadoras de rechazo inmunológico) como la de los lácteos, estimula mecanismos como los que se acaban de describir y para evitar que los mismos sigan dañando al organismo se producen más linfocitos supresores. Su estímulo permanente pueda agotarlos y con esto la enfermedad que se trate (Artritis Reumatoidea, Esclerosis Múltiple, etc.) hace un pico agudo que luego se estabiliza al reponerse el nivel de linfocitos.

Los tratamientos con corticoides son la mayor aberración para estas enfermedades, pues no sólo aumentan las causas de las mismas (que se analizaran al hablar de cada una) sino que también disminuyen la producción de linfocitos supresores.

1.5 EL FACTOR DE CRECIMIENTO EPITELEAL Y LOS LÁCTEOS

Uno de los más nefastos componentes naturales de la leche vacuna, que se concentra más aún en sus derivados y que probablemente también se encuentre en la leche de otras especies mamíferas es el Factor de Crecimiento Epitelial o EGF (Epitelial Growth Factor). La vaca produce naturalmente y segrega por su leche esta sustancia destinada a estimular el crecimiento de los tejidos epiteliales del ternero.

Recordemos que un ternero suele aumentar de 60 a 100 kilogramos en un año, pero un estímulo de este tipo en un bebé humano que crece mucho menos y peor aún en un adulto que ya no crece y ni que hablar si encima se aporta concentrado en quesos, cremas, manjar blanco, dulces de leche, helados, manteca, etc., es indiscutiblemente peligroso: puede ser como kerosene para un incendio para cualquier tipo de cáncer o tumor benigno epitelial.

La mayor parte de tumores benignos o malignos del ser humano son epiteliales: no sólo los epiteliomas de la piel, sino los adenocarcinomas y carcinomas epidermoides de mamas, útero, ovario, colon, páncreas, estómago, esófago, pulmón, próstata, parótida, laringe, riñón, vejiga, vías biliares, etc., son de tipo epitelial.

En casi todos estos tumores se verificó que la leche vacuna y sus derivados tienen un importante rol como factor causal y/o como detonante o facilitador de otros factores y también en otros cánceres no epiteliales por la presencia de otros factores que estimulan el crecimiento de otros tejidos que constituyen a esos diversos tumores.

En los estudios anatomopatológicos exhaustivos, se está evaluando en estos tumores qué porcentaje de las células atípicas tienen receptores para el EGF (Epitelial Growth Factor).

Lo más lamentable es que casi siempre, a una persona a la cual se le ha diagnosticado un cáncer de cualquier tipo, la gran mayoría de los médicos aún hoy le digan a sus pacientes que pueden comer de todo y en abundancia, sobre todo mucha carne y muchos lácteos, para mantenerse "fuertes" para afrontar la cirugía, quimio o radioterapia que se le haga.

De esta forma lo que se ataca por un lado con la consabida toxicidad, se fortalece por el otro. Lo mismo veremos que sucede con los estrógenos. El EGF (Epitelial Growth Factor) no está presente en la carne y el pollo y quizás esto sea decisivo para determinar lo que hemos descubierto en nuestra investigación: que los lácteos son más cancerígenos incluso que la carne y el pollo, aunque no por esto hablamos bien de ellos.

Muy serias investigaciones responsabilizan a la leche homogeneizada y a los productos elaborados con ellas, como el principal iniciador de estas enfermedades a través del Factor X-O (enzima xantinooxidasa) otro componente natural de la leche.

Según el Dr. Kart Oster, autor junto a Donald Ross y a Hazle Richmond Dawkins, del libro "The XO Factor: Homogenized milk may cause your hearth attacck", la xantino oxidasa biológicamente activa es más importante y decisiva que el colesterol, los triglicéridos y el tabaco, en la generación de arterioesclerosis.

Si bien se encuentra en forma natural en la leche vacuna y por este motivo lo analizamos en este punto, en la leche tal como sale de la vaca, el factor X-O no es biológicamente activo, salvo en un 15%, porque puede degradarse fácilmente en el estómago.

Al homogeneizarse la leche, se hace inmune al ataque de los jugos digestivos y penetra en la sangre sin inconvenientes junto a las grasas.

Cuando llega a la misma en parte es atacada por anticuerpos con lo que puede provocar los diversos trastornos, pero está demostrado que por sí sola o quizás unida a estos anticuerpos circulantes que la atacan, se deposita en las capas superficiales internas de las paredes arteriales y del mismo corazón, atacando un tejido conocido como plasmológeno y produciéndola liberación de superóxido (O2) (radical libre de oxígeno), un producto muy tóxico para las células que constituyen la zona interna de las arterias. Donde se acumula X-O esa zona arterial queda literalmente carcomida.

Luego esta zona empieza a endurecerse por el depósito de minerales y a continuación se depositan colesterol, triglicéridos, fibrina, calcio y plaquetas, conformando las típicas placas de ateroma que van obstruyendo las arterias de cualquier parte del cuerpo.

En muchos niños de corta edad ya se verifica también una incipiente arterioesclerosis comprobada en diferentes estudios que encuentra una lógica explicación en la cantidad y variedad de productos elaborados en base a leche homogeneizada (yogures, helados, postres, leche chocolatada, cremas, etc.) que, "con mucho amor" sus padres y pediatras los incitan a consumir cotidianamente.

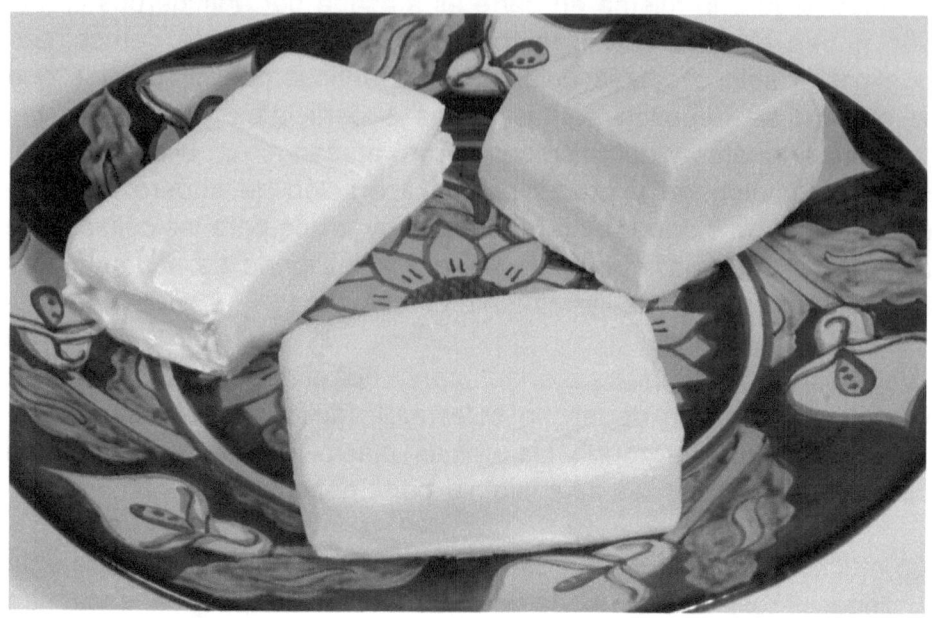

1.6 ALGUNOS ADITIVOS LÁCTEOS

Productos lácteos en general: Lecitina, mono y diglicéridos, alginato glicolpropileno (emulsificantes), citrato de sodio y ácido calcio pirofosfórico.

Leche condensada: Además de los presentes en la leche común, fosfato disódico, citrato disódico, cloruro de calcio.

Yogur: Edulcorantes, saborizantes, etc.

Postres de leche: Estabilizadores, condensadores, colorantes artificiales, edulcorantes.

Polvo para flanes y postres: ácido tartárico, cítrico, málico, fumárico, cloruro de calcio y colorantes artificiales.

Dulce de leche: Además de los de la leche, etilvainillina.

Polvo para helados: saborizantes químicos, alginato de sodio. Monoglicéridos.

Quesos (incluso untable): Propionato de calcio, propionato de sodio y ácido sórbico, nitrato de sodio o potasio (de los que se forman nitrosaminas cancerígenas durante el procesamiento), parafina, litrol, rubina, silicatos y sulfatos de calcio y aluminio, residuos de plástico (corteza), etc.

En 1970 aproximadamente 1,300 toneladas de antibióticos fueron administrados al ganado y animales de criadero de los EE. UU. Asimismo se le agrega un valor de 500 millones de dólares anuales de antibióticos a la ración vacuna y estos antibióticos son transmitidos a la población en los lácteos producidos con la leche de estos animales.

Luego de extraída y antes de procesarla o después, se le aportan otros antibióticos y aditivos cuya presencia se suma a la acción antigénica de las proteínas de la leche y al desequilibrio de la flora habitual y al desarrollo de gérmenes oportunistas e infecciones resistentes a los antibióticos comunes.

La flora intestinal normal controla el desarrollo del hongo llamado cándida albicans. Cuando estos antibióticos que vienen con los alimentos o los indicados por algún médico, afectan esta flora, la cándida empieza a hacerse patógena y a secretar toxinas neurotrópicas y mutagénicas, según el Dr. Iwata de la Universidad de Tokio. Estas a su vez pueden dañar los nervios y producir mutaciones genéticas.

1.7 LOS EFECTOS DE LA LECHE DE VACA Y LA CONDUCTA

Este título los sorprenderá, al descubrir que muchos de los problemas que tienen nuestros hijos hoy en día, están directamente relacionados con lo que les obligamos a consumir diariamente.

Lo máximo que se ha aceptado a nivel de los medios de comunicación son los problemas digestivos gases, distensión abdominal (barrigas abalonadas), dolor, náuseas, diarreas que ocasiona la intolerancia a la lactosa.

Sin embargo a través de nuestra experiencia profesional y validación a través de análisis de laboratorio (Análisis de Péptidos Urinarios) sabemos que la no digestión de la proteína láctea (caseína) ocasiona problemas conductuales y mentales en las personas susceptibles a ello.

Qué sucede ? Cuando la proteína láctea no se divide adecuadamente se queda desdoblada en un producto intermedio llamado péptido, cuya composición química se asemeja a la morfina, tomando el nombre científico de caseomorfina que no es otra cosa que un agente opiáceo.

La enzima digestiva que divide la proteína láctea en nuestro cuerpo se llama DPP-IV, y se sabe que el exceso de contaminantes ambientales (metales pesados) disminuye su capacidad.

Lamentablemente hoy en día nuestros niños están sobrexpuestos a la contaminación.

Análisis de laboratorio (Mineralograma de cabello) confirman la presencia de metales pesados en sus cuerpos. Por lo tanto estos pequeños no pueden metabolizar adecuadamente las proteínas de los lácteos convirtiéndose en su cuerpo en droga opiácea, lo que ocasiona en el afectado, Trastornos Conductuales, Déficit de Atención, THDA, TGD, Asperger, Autismo, cambios repentinos de humor, berrinches, etc.

1.8 ANÁLISIS DE PÉPTIDOS URINARIOS QUE IDENTIFICAN LA CASEOMORFINA

Prueba de niveles de péptidos urinarios

Péptidos	Péptido ng/ml	Creatinina mg/dl	Proporción*	Proporción normal	
Caseomorfina (Leche)	71	36	1.97	<.95	A
Gluteomorfina (Trigo)	42	36	1.17	<.95	A

* Los resultados indican niveles de creatinina, niveles de péptidos, la proporción entre ambos y la proporción normal. Creatinina es un compuesto que indica la dilución urinaria, la función de cual es la corrección de las variaciones en niveles de líquido consumido antes de obtención de muestra. La proporción entre los niveles de péptidos y creatinina es la indicación más exacta de la concentración de péptidos en la muestra.

Si los niveles de *proporción* están elevados (indicados con letra **A**), se recomienda la eliminación completa de productos de gluten y/o caseína. Si los resultados de péptidos son normales, se recomienda efectuar la prueba de alergias IgG para descartar la posibilidad de alergias a productos con trigo y/o lácteos. Si los resultados de ambas pruebas son normales, el individuo probablemente podrá tolerar productos de leche y trigo, pero se recomienda la dieta "de ensayo" sin estos productos durante un mes.

Individuos que han eliminado todos los productos de gluten y/o caseína de su régimen, deben tener niveles normales de los péptidos (proporción normal) en orina. Individuos con niveles altos de péptidos pueden beneficiar de la dieta sin gluten y/o caseína y/o con suplementos de peptidasa. Es posible que individuos con niveles normales de péptidos en la muestra urinaria pueden tener alergias IgG a productos de leche y/o trigo.

Individuos que sustituyen productos de leche por productos de soya, también pueden presentar niveles elevados de péptidos. Proteínas de soya se usan como emulsores, aglutinantes, diluyentes, estabilizadores en la carne, aves, comida chatarra,salchichas, spaghetti congelado y capa de crema batida en tortas. Proteínas de verduras texturadas (TVP) y muchos sustitutos de carne también tienen la base de soya. Hemos encontrado que individuos que consumen soya pueden presentar niveles elevados de los péptidos de gluteomorfina y/o caseomorfina supuestamente porque la estructura de los péptidos de soya es parecida con aquella de gluten y/o caseína (Zhang XZ, Wang HY, Fu XQ, Wu XX, Xu GL.Bioactive small peptides from soybean protein, Ann N YAcad Sci 1998 Dec 13; 864: 640 – 5).

Individuos que usan peptidasa (los tipos Serenade o Enzymade) también pueden tener niveles elevados de péptidos en orina. No significa de ninguna manera que estos productos son dañinos. No excluimos la posibilidad que uno o más compuestos de estos productos puedan interferir en las evaluaciones de niveles de gliadorfina y/o caseomorfina.

La prueba ha sido desarrollada, y sus características y criterios has sido determinadas basado en las investigaciones llevadas a cabo en el Laboratorio Great Plains. La Administración de Alimentos y Medicamentos de los Estados Unidos (U.S. Food and Drug Administration) no ha examinado o aprobado la prueba. La Adminitrsación de Alimentos y Medicamentos de los Estados Unidos (U.S. Food and Drug Administration) ha determinado que tal aprobación no es necesaria.
El Laboratorio Great Plains ha sido aprobado y certificado y está contínuamente regulado por el Acta de Proficiencia de Laboratorios Clínicos (Clinical Laboratories Improvement Act) del gobierno de los Estados Unidos para efectuar pruebas clínicas complicadas de alta calidad.

En la mayoría de los casos las personas que sufren de alergias a la leche también presentan problemas de péptidos con estos mismos productos; estos péptidos interactúan con el cerebro y causan un efecto opioide.

Sin embargo, hay algunas personas que no presentan tales síntomas alérgicos a la leche pero tienen el problema de los péptidos o viceversa, por esa razón es importante realizarse los análisis tanto de alergias alimenticias como de péptidos.

La presencia de la caseomorfina ha sido verificada en muestras de orina de niños con TEA (Trastorno del Espectro Autista) La caseomorfina esta compuestas por siete aminoácidos. Nótese que tanto la caseomorfina como la gluteomorfina inician con la secuencia N-terminal tyr-pro (tirosina y prolina) y luego pro (prolina) en las posiciones 4 y 6 de ambos péptidos. La caseomorfina es un péptido derivado de la proteína de la leche llamada caseína.

La caseína es una de las principales proteínas en la leche de todos los mamíferos incluyendo vacas, cabras y los humanos.

El Dr. Reichelt en Noruega, el Dr. Cade en la Universidad de Florida, EEUU, y otros investigadores descubrieron que las muestras de orina de pacientes que padecen TEA (Trastorno del Espectro Autista), Enfermedad Celiaca y Esquizofrenia contenían altas cantidades del péptido caseomorfina.

Sospechamos que dicho péptido también se encuentra en casos de Fatiga Crónica, de Fibromialgia y de Depresión debido al reporte de la disminución de los síntomas cuando se retiran la leche de la dieta.

Los péptidos provenientes de la caseína son importantes porque reaccionan en los receptores opiáceos del cerebro imitando los efectos de las drogas opioides como la heroína y la morfina. Se ha demostrado que los péptidos provocan reacciones en áreas del cerebro como los lóbulos temporales que participan en las áreas oral y de comunicación.

Con mucha frecuencia los niños con TEA (Trastorno del Espectro Autista) actúan como adictos a los productos lácteos y a productos con trigo; también es de suponer que los pacientes TEA (Trastorno del Espectro Autista) o Esquizofrénicos no digieren completamente dichos productos, el cuerpo absorbe estos péptidos que no se han digerido completamente y éstos se alojan en los receptores opiáceos alterando así, la conducta, produciendo alteraciones sensoriales, reacciones psicológicas y conductuales.

1.9 ALTERACIONES DE TODOS LOS SENTIDOS POR LA CASEOMORFINA LÁCTEA

Siguiendo con el tema de los lácteos vamos a describir a continuación los efectos de la morfina en el sistema sensorial de niños y adultos que han perdido su capacidad enzimática digestiva para procesar adecuadamente este producto.

Nuestra sociedad está más acostumbrada a reconocer y hablar de las conductas inusuales de los niños y no de sus causas, por lo que analizaremos respuestas a estímulos sensoriales luego de no haber podido procesar adecuadamente los lácteos.

La Integración Sensorial es la capacidad de todo ser vivo para organizar los diversos estímulos sensoriales (sensaciones) que percibe, su integración se da en forma paulatina a nivel del Sistema Nervioso Central, para luego impactar en el comportamiento, emoción y habilidades cotidianas.

Por lo general conocemos 5 sistemas sensoriales

- Oído
- Olfato
- Gusto
- Tacto
- Vista

Pero también contamos con 2 sistemas sensoriales más

- Vestibular
- Propioceptivo

Los cuales cumplen un papel muy importante en el desarrollo de todo ser humano. Más adelante en este mismo libro analizaremos con mayor detalle la metodología de la Integración Sensorial, sus procesos y la importancia en el desarrollo de un bebé - niño.

La percepción de los sentidos se verá afectada, desde lo más leve a lo más severo; un bebé, niño o adulto con morfina puede percibir los estímulos sensoriales de más o de menos.

Haremos una breve descripción de cómo pueden percibir a través de los diferentes sistemas sensoriales:

Sistema Táctil:

- Se incomoda cuando lo tocan.
- Necesita estar tocando todo lo que se le pase por delante.
- Le incomodan las etiquetas de la ropa.
- No tolera estar con zapatos, prefiere caminar con medias o descalzo.
- Siempre quiere ponerse la misma ropa.
- Le desagrada la ropa nueva.
- No le gusta abrigarse.
- Prefiere cubrir su piel tanto en invierno como en verano.
- Le disgustan los abrazos, los besos.
- Evita el contacto con otras personas.
- Le disgusta embarrase.
- No percibe que tiene alguna parte del cuerpo sucio.
- Tiende a caminar en puntas de pies.
- Es difícil realizarle la higiene, no toleran que se les lave la cara, que le corte las uñas, peinen, cepillen los dientes, etc.

Un niño con alteraciones táctiles puede mostrase agresivo, violento, desafiante al sentir que alguien se le acerca o lo toca.

Sistema Auditivo:

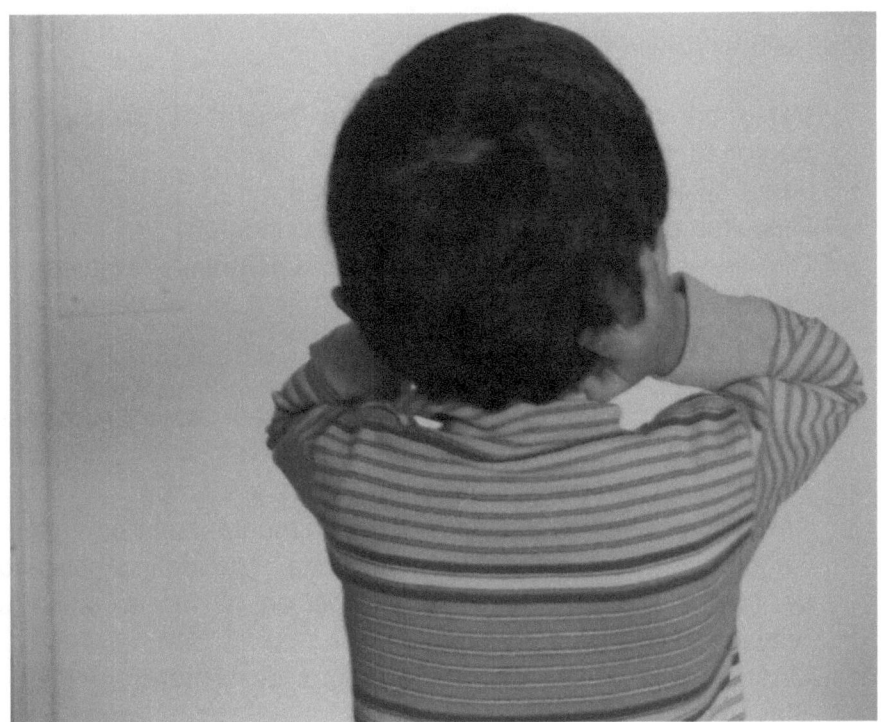

Un niño con alteraciones auditivas podría parecer que

- No nos escucha.
- Se asusta con sonidos caseros.
- Habla con voz muy alta, o muy baja.
- Presenta retraso de lenguaje.
- No discrimina adecuadamente las palabras.
- Es muy sensible a sonidos, escucha hasta el mínimo sonido lo cual perturba su aprendizaje.
- Rechaza ambientes con mucho barullo, centros comerciales, supermercados, cines, etc.
- Se siente más seguro y tranquilo en su casa.

Sistema Visual:

Un niño con alteraciones visuales podría:

- Ver menos y necesitar acercarse mucho a objetos, TV, personas, tropezarse con los muebles, etc.
- Tener dificultad para discriminar rostros.
- Dificultad para mirar fijamente a su interlocutor.
- Distraerse al menor estímulo visual o detalle en el ambiente.
- Presentar mucha dificultad para armar rompecabezas o ser muy, muy hábil para armarlos.
- Memoria visual sorprendente.
- Pobre integración perceptual, dificultad para reconocer números letras, formas, etc.
- Mucha dificultad para respetar las líneas al escribir.
- Alteración con diversas luces, especialmente las intermitentes.
- Rechazo al visualizar un plato de comida, presentado de forma diferente (Son repetitivos en la forma como se relacionan con los alimentos).
- Mirar mucho la TV. adicción a juegos de Nintendo, WI, Play Station, computadora, etc.
- Obsesión por mirar por las ventanas de la casa, el auto, etc.
- Molestia a luz natural o clara, requiriendo hacer uso de lentes, preferir ambientes con poca luz.
- Mostrar gran temor al encontrarse con los ojos tapados o al estar en un ambiente oscuro. (Gallinita Ciega).

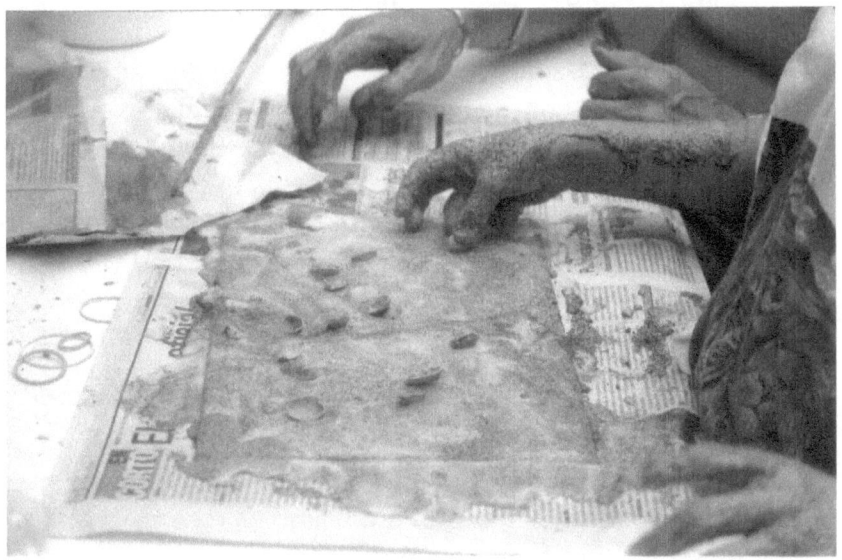

Sistemas Gustativo - Olfativo - Táctil Oral:

Un niño con alteraciones en el gusto, olfato, tacto oral será

* Muy selectivo con los alimentos
* Presentará intolerancia a diversas texturas, sabores, olores, etc.
* Rechaza alimentos fríos o calientes.
* Rechaza olores fuertes o puede buscar olores fuerte, como gasolina, thinner, bencina, etc.
* Puede no discriminar qué se mete a la boca para comer.
* Para regularse puede requerir sentir algo dentro de la boca, como alimento, comerse la uñas, morder lápices, excesivo uso de chupón, mangas de los polos, juguetes, etc.
* Salivar en demasía.

Sistema Vestibular:

La gravedad y el movimiento rigen este sentido, desde muy pequeños podemos observar cómo los bebés afectados,

* Se exaltan al tener que ser movidos, cambiados.
* No disfrutan cuando se les alza en brazos

- Un niño mayorcito puede evitar moverse buscando realizar más actividades sedentarias.
- Otra respuesta es que requiera moverse en demasía.
- Podrá evitar el uso de juegos de jardín (columpio, tobogán, sube y baja, trompo, etc.), especialmente al haber otros niños que lo exijan ir a un ritmo diferente a sus necesidades.
- Otro niño no querrá bajarse de los juegos y hará movimientos repetitivos en exceso.
- Mostrar temor al subir escaleras.
- Otro niño subirá muchas veces en el mismo momento la misma escalera
- Un niño se mareará con facilidad al ir en un auto, pudiendo llegar a vomitar.
- Un niño puede tener una actitud muy lenta al ejecutar sus actividades, terminando siempre último.
- Rehusarse a participar en juegos grupales.
- Requerir parase, muchas veces, durante las horas de clase.

Sistema Propioceptivo:

Este sentido se rige dándonos conciencia de nosotros mismos, a través de los músculos, articulaciones y ligamentos.

Cuando un bebé - niño - adulto presenta las morfinas de leche

- Muestra molestia al ser abrazado. (Alterando el primer vínculo con su mamá, al querer lactarlo).
- De bebé sólo toleraba ser cargado de una sola forma.
- Cuando lo toman en brazos tiende estar muy rígido o muy flácido.
- Presenta dificultad para mantener posturas.
- No logra percibir el espacio que ocupa.
- Se tropieza fácilmente contra personas o muebles.
- Muestra incomodidad al encontrase con ropa ajustada.
- Tiende a mantener su cuerpo encorvado.

1.10 CÓMO OBTENER EL CALCIO DEL REINO VEGETAL

Existe un concepto totalmente erróneo que supone que los lácteos son la mejor y más confiable fuente de calcio. Por el contrario al dejar un residuo ácido en el organismo tienen un efecto contrario. La leche (leche materna) es sólo para el lactante. Los adultos carecen de la enzima adecuada para su buena digestión.

Para romper con los mitos daremos una pequeña síntesis de los alimentos sugeridos, excelentes fuentes de calcio asimilable.

Se deberá tener en cuenta evitar los alimentos que inhiben la buena absorción del calcio: estos son los refinados como harina y azúcar blanca, los subproductos con ellas elaborados; arroz blanco, té y café negros, chocolate.

El exceso de proteínas animales, sobre todo la carne roja hace que se elimine calcio por orina, lo mismo ocurre con el consumo exagerado de sal y el azúcar.

ALIMENTOS SUGERIDOS:

- Tofu (queso de soja).
- Miso, productos fermentados de la soja.
- Semillas oleaginosas: sésamo integral, almendras, amapola, lino, girasol, nueces, castañas naturales sin salar, avellanas.
- Brócoli.
- Repollo.
- Perejil.
- Hojas de Nabo.
- Hojas de Beterraga.
- Brotes de Alfalfa.
- Algas Marinas.
- Levadura de cerveza virgen.
- Germen de Trigo Natural.

Nombraremos verduras y frutas crudas que nos aportan calcio en menor cantidad:

- Piña.
- Melón (fundamental para fortalecer los huesos pelvianos en el embarazo y los huesos del bebé).
- Banana.
- Naranja.
- Ciruela.
- Damasco.
- Durazno.
- Higo.
- Manzana.
- Mandarina.
- Limón.
- Acelga.
- Lechuga (sobre todo los tallos blancos).
- Hinojo.
- Espinaca.
- Espárrago.
- Palta.
- Papa.
- Pepino.
- Morrón.

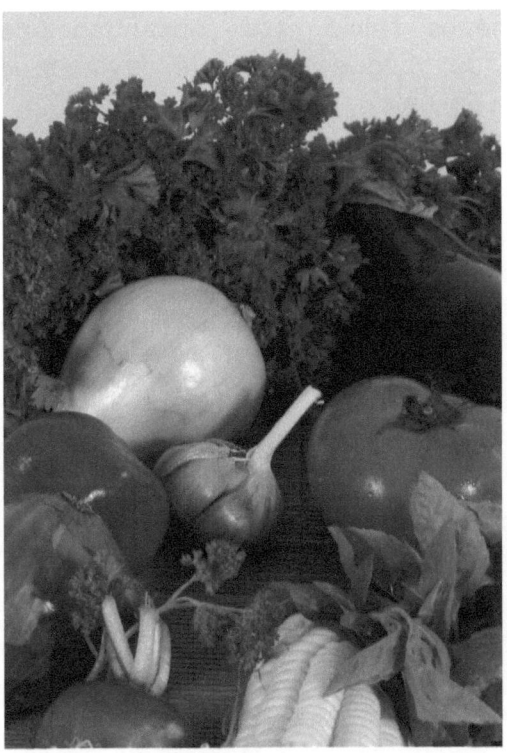

Es fundamental consumir estos productos cotidianamente:

- 2 cucharadas de postre de semillas oleaginosas molidas: sésamo integral, amapola y/ o almendras.

   Mezclarlas entre sí por partes iguales o ir alternando las tomas entre las tres. Son la fuente más grande de calcio.

   Lo ideal es molerlas para facilitar su absorción, debiendo ser consumidas antes de pasadas 4 horas de ser molidas.

   Las almendras se pueden masticar y ensalivar bien pero el sésamo y la amapola se deben moler.

- A lo largo de la semana incorporar las semillas de girasol, lino o las castañas de cajú naturales, que tienen menos calcio pero concentran una óptima cantidad de magnesio y éste favorece la mejor absorción del calcio.

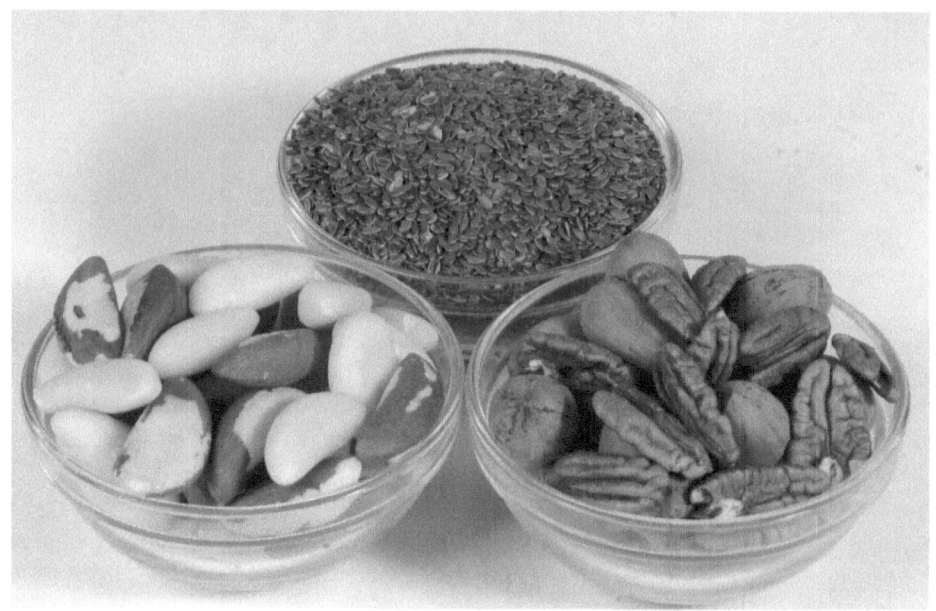

-   La Levadura de Cerveza Virgen es una excelente fuente de vitaminas del grupo B. También contiene calcio. Por lo cual no sólo nos aporta calcio sino que favorece su absorción y fijación.

    Se recomienda consumir 2 cucharitas de postre diarias.

-   El Germen de Trigo natural (sin tostar), es ideal para mantener la lubricación de las articulaciones. Consumir 2 cucharitas de postre diarias. Se puede mezclar el germen con la levadura por partes iguales. Consumir en total 4 cucharitas de postre de la mezcla.

    Tanto las semillas oleaginosas como la levadura y el germen se pueden combinar con frutas, excepto cítricos, sandía o melón o bien espolvorear sobre los cereales o féculas o bien incorporar a la sopa.

- Incluir los aceites de primera presión en frío. Estos cumplen muchísimas funciones en el organismo. Respecto a huesos y articulaciones favorecen la lubricación de éstas. No sólo debemos cuidar que nuestros huesos mantengan su masa ósea sino también que las articulaciones articulen adecuadamente. Ya que los huesos están separados por éstas. El germen de trigo también contribuye en la flexibilidad de las articulaciones.

- Consumir cotidianamente y en crudo un mínimo de 3 a 4 cucharitas de postre de aceite de girasol de primera presión en frío.

- Incluir el aceite de lino de primera presión en frío (omega 3) del cual se debe consumir sólo una cucharadita tamaño té diaria.

  Este es un aceite de muy fácil oxidación, se debe guardar en la puerta de la refrigeradora.

  Se puede combinar con las frutas, excepto cítricos dulces. Puede ir en un jugo de verduras o bien en la ensalada combinado con el aceite de girasol.

  No mezclar con otro aceite convencional, ya que anula sus valores terapéuticos.

- Algas marinas molidas. Consumir 1 a 2 cucharitas de postre diarias. Espolvorear las algas directamente sobre la ensalada o el cereal.

- Las semillas de sésamo espolvoreadas en la comida pueden sustituirse por esta preparación:

- 2 cucharadas soperas de semillas de sésamo integral bien molidas y 1 cucharadita tamaño té de cáscara de huevo finamente molidas. Poner en maceración en un vaso con agua. Llenar el vaso (200 cm3). Dejar varias horas, 4 a 5 aproximadamente. Luego mezclarlo y beberlo, con esto cubrimos gran cantidad de calcio.

- Tofu: Consumir unos 300 a 400 grs. a la semana. Es fundamental que sea orgánico.

- Miso: es una pasta de soya fermentada que favorece la mejor absorción del calcio. Es muy salado, lo deben evitar los hipertensos. Consumir 1 cucharadita diaria.

- La Maca, es una raíz peruana rica en calcio y que a su vez contiene fitoestrógenos que favorecen su mejor absorción. Estas fitohormonas al igual que las de la soya, benefician a ambos sexos.

- La Cola de Caballo es una hierba muy rica en sílice, ideal para los huesos. Tomarla en infusión .

- El Romero actúa a nivel hormonal y la Ortiga es remineralizante.

- Brotes de Alfalfa: 100 grs. de estos aportan la cantidad de calcio que un adulto necesita en un día.

- La Palta es rica en vitamina D necesaria para la buena absorción y fijación del calcio.

- La Cebolla favorece el desarrollo del tejido óseo.

- Las Coles por su contenido en boro previenen la pérdida de estrógenos que ayudan a fijar el calcio en los huesos. Es indispensable para tener buen calcio: Tomar sol, hacer ejercicios y evitar el estrés.

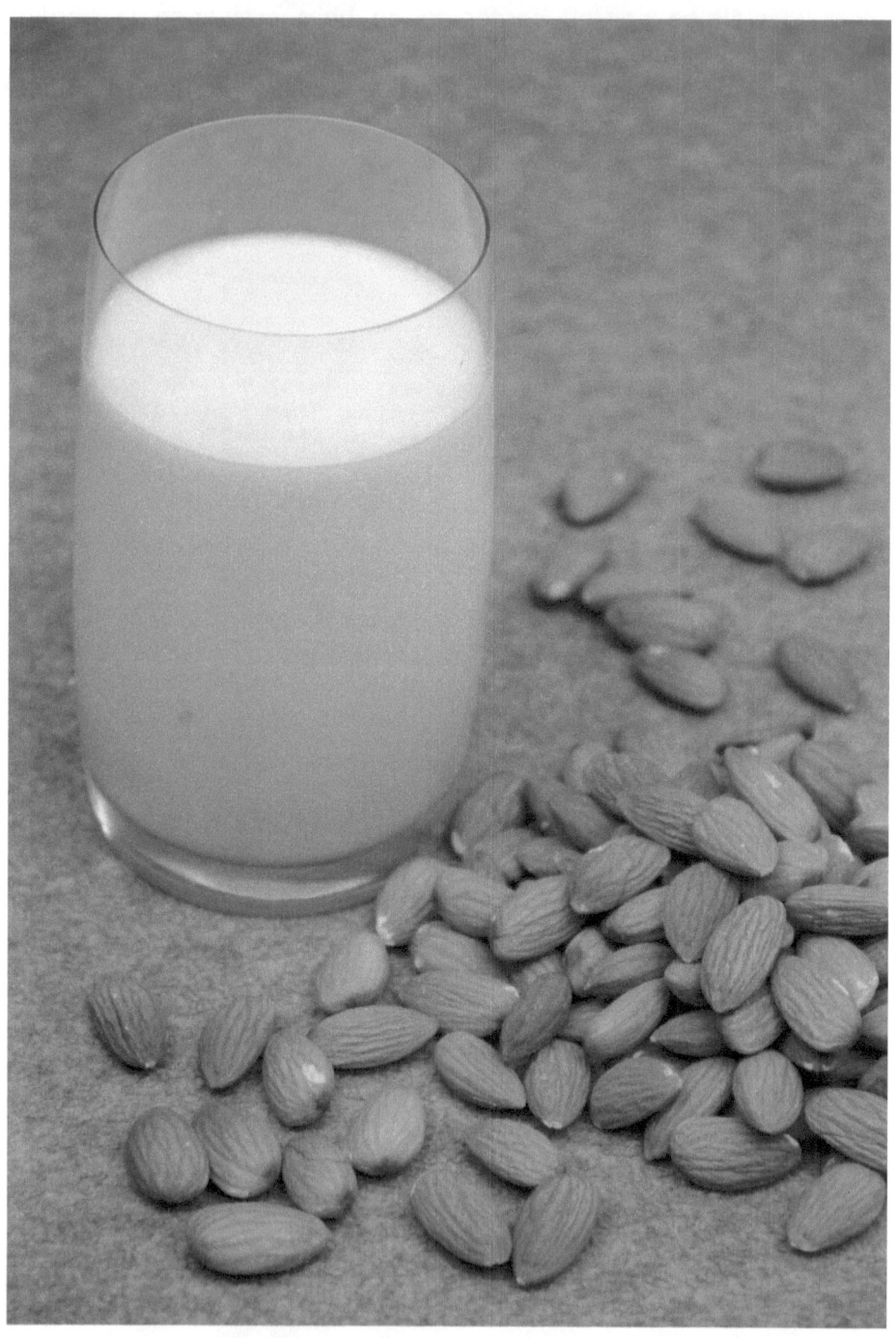

1.11 ALGUNAS RECETAS DE LECHES VEGETALES

Leche de Almendras:

Elaboración de Leche de Almendras:

1. Calentar las almendras en agua hasta que la piel se les salga fácil.
2. Retirar la piel de las almendras.
3. Licuar las almendras hasta que quede lechosa (si desea agregue miel o stevia) con medio o un vaso de agua.
4. Servir.

La leche de almendras destaca, entre otras propiedades, por ser ideal para las etapas de crecimiento y adolescencia gracias a su aporte de calcio.

La leche de almendras se obtiene moliendo almendras secas y peladas y luego mezclándola con agua. Se puede tomar sola o con algún endulzante.

La propiedades que aquí vamos a resaltar así como la información nutricional se refiere a tomar la leche de almendras sin ningún endulzante. La leche de almendras tiene un agradable sabor.

Propiedades:

- A nivel cardiovascular nos beneficia cuando tenemos demasiado colesterol o triglicéridos.

- Beneficia a las personas intolerantes a la leche de vaca o a la lactosa, por lo general a las personas celíacas y a toda aquella persona que buscan un sustituto de los lácteos.

- Las personas que salen de un postoperatorio, en un hospital, clínica se benefician con alimentos que los nutran, pero que sean de fácil digestión.

La almendra es de los frutos secos más ricos en potasio, un ion indispensable para el organismo por su papel en el cerebro. Ideal para evitar la hiponutrición de esos enfermos recién operados, ya que también es rica en fibra y remineralizante.

- La leche de almendra al ser muy pobre en sodio y rica en potasio es muy adecuada para casos en donde hay pérdida de potasio: En casos de diarreas, vómitos y también para casos donde el incremento de sodio sea un problema como la hipertensión arterial, afecciones renales y cirrosis hepática.

- En muchos casos de personas con alergias alimentarias, pueden sustituir la leche de vaca por alguna vegetal, como la leche de almendras y estas personas notan una gran mejoría.

- A nivel digestivo nos es de gran ayuda en casos de dispepsias gastrointestinales, gastritis y como regulador del peristaltismo intestinal.

- Por su buena relación calcio /fósforo, la leche de almendras es un alimento ideal para diversos grupos de población; por un lado, durante las etapas de crecimiento y adolescencia, donde ambos nutrientes juegan un papel esencial en la formación y remodelación del hueso y por otro lado, en mujeres gestantes o durante la lactancia, pues podría cubrir en parte los requerimientos minerales y también en personas de edad avanzada, donde una dieta rica en calcio constituye una medida importante de prevención contra el desarrollo de la osteoporosis.

- La leche de almendras tiene un alto porcentaje de fibra soluble e insoluble con lo cual: protege la pared intestinal, sobre todo a nivel del colon y regula la velocidad de absorción de azúcares y colesterol.

- En presencia de fibra, la velocidad de absorción de glucosa puede disminuir hasta en un 50%; este hecho constituye la base para su uso clínico en el tratamiento de la diabetes insulino – dependientes.

- Información nutricional de la leche de almendras (por 100 g. en polvo)

- Aunque las proteínas de la almendra no alcancen la calidad de las proteínas consideradas completas (leche y huevo), tienen una composición en aminoácidos esenciales muy equilibrada.

- La leche de almendras es muy adecuada tanto para niños como para ancianos, grupos de población que consumen con cierta frecuencia alimentos de alto valor calórico pero que aportan pequeñas proporciones de aminoácidos.

- Lípidos (9,5 - 11,5 g.), la almendra es muy rica en ácido linoleico que es precursor del ácido araquidónico y por tanto de las diferentes series de eicosanoides, tan importantes en el equilibrio tanto en tejidos como en órganos. Su déficit produce retraso en el crecimiento, enfermedades de la piel y alteraciones nerviosas.

- La leche de almendras también aporta mucho ácido oleico, que es el más apropiado para el mantenimiento de una adecuada proporción entre HDL y LDL. Según el estudio realizado por el nutriólogo norteamericano Gary Fraser, sobre una población de 34.000 personas sometidas a una dieta vegetariana baja en grasa, concluyó que las personas que comían más frutos secos, padecían menos enfermedades cardíacas.

- Fibra dietética (4,8 g.), fibra insoluble 85,7% y fibra soluble 14,3%.

- Minerales Calcio 200 mg, Fósforo 220 mg, Potasio 200 mg, Magnesio 60 mg, Hierro 5 mg, Sodio 38 mg.

- Vitaminas: Vitamina A 210 U.I.,
  Vitamina E 15,1 mg,
  Vitamina B1 57 µg,
  Vitamina B2 153 µg.

- Hidratos de Carbono 60 - 62 g.

- Valor energético 397,5 Kcal.

- Valor energético/vaso 84,5 Kcal.

Leche de Arroz

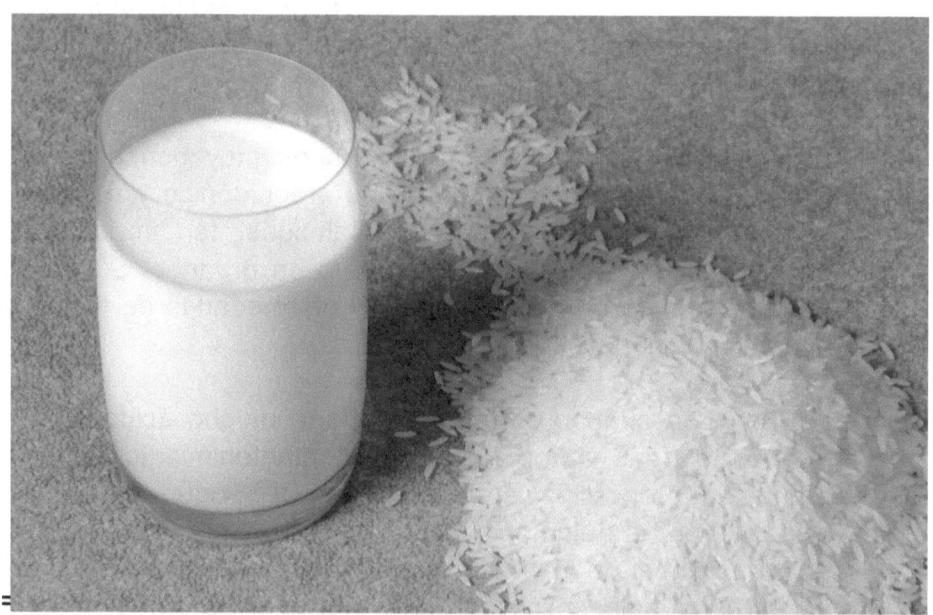

Tiene la característica de ser refrescante y muy digestiva, ideal para personas de digestiones lentas o estómago delicado. Aporta magnesio y ácidos grasos poliinsaturados que mantienen limpia la circulación sanguínea de depósitos grasos, es hipotensora, antidiarréica y depurativa ayudando a reducir los niveles de ácido úrico en sangre.

Es una de las leches vegetales más recomendable para personas alérgicas. En su elaboración sólo se utiliza aceite de cárcamo para darle un sabor parecido a la leche de vaca y un poco de sal marina como conservante natural por lo que una vez abierta debe guardarse en el refrigerador y usarse entre 5 a 7 días

Es energética y es bien tolerado a nivel gástrico.

El arroz integral mejora la hipertensión, las hepatopatías y las diarreas moderadas.

El arroz integral es adecuado para dietas libres de colesterol y ácido úrico.

Cada 100 gramos contiene

- 357 calorías
- 7.2 gramos de proteínas
- 1.5 de grasas
- 77.6 gramos de carbohidratos

¿Cómo preparar la Leche de Arroz?

Ingredientes:

- 4 tazas de agua caliente o tibia
- 1 Taza de arroz cocido integral o blanco
- 1 cucharadita de vainilla natural, clavo, canela.

Preparación:

1. Mezclar todos los ingredientes en una licuadora
2. Después de licuar deje que se asiente por treinta minutos
3. Este nos da de 4 a 5 tazas
4. El sabor dependerá de cómo usted cocine el arroz

¿Cómo preparar la Leche de Coco?

Ingredientes:

- 1 coco, 227 gr.
- 4 a 5 tazas de agua fría
- Stevia, Panela o Miel

Preparación:

1. Deje el coco duro en remojo, picado en trocitos, toda la noche con agua de filtro.
2. Mezcle los ingredientes en la licuadora.
3. Déjelo reposar unos 30 minutos.
4. Cuele la mezcla y sírvalo frío.
5. Añada la Stevia, Panela o Miel
6. Puede usar el sedimento restantes para sus postres.

La leche de coco es una bebida muy sana y se extrae exprimiendo la pulpa de coco triturada y añadiéndole agua. La leche de coco se usa para cocinar en muchos países pero también como sustituta de la leche de vaca.

Propiedades de la leche de coco

- Leche de coco es apropiada para la preparación de alimentos.
- Su gran cantidad de nutrientes la convierten en una bebida energética.
- La leche de coco también es usada para la preparación de cócteles y batidos.
- Si se tiene intolerancia a la lactosa la leche de coco puede ser un sustituto ideal de la leche de vaca.
- El color y sabor de la leche de coco se atribuye a su alto contenido en azúcar y aceites.
- Es muy diurética por lo que es de gran ayuda si padecemos de retención de líquidos.

Mi Hijo tiene Trastorno del Espectro Autista ¿ Por qué ?

-   Tiene un alto contenido en fibra, por lo que es un buen laxante natural que nos aliviará de los problemas de estreñimiento.
-   La leche de coco se utiliza para luchar contra los parásitos intestinales.

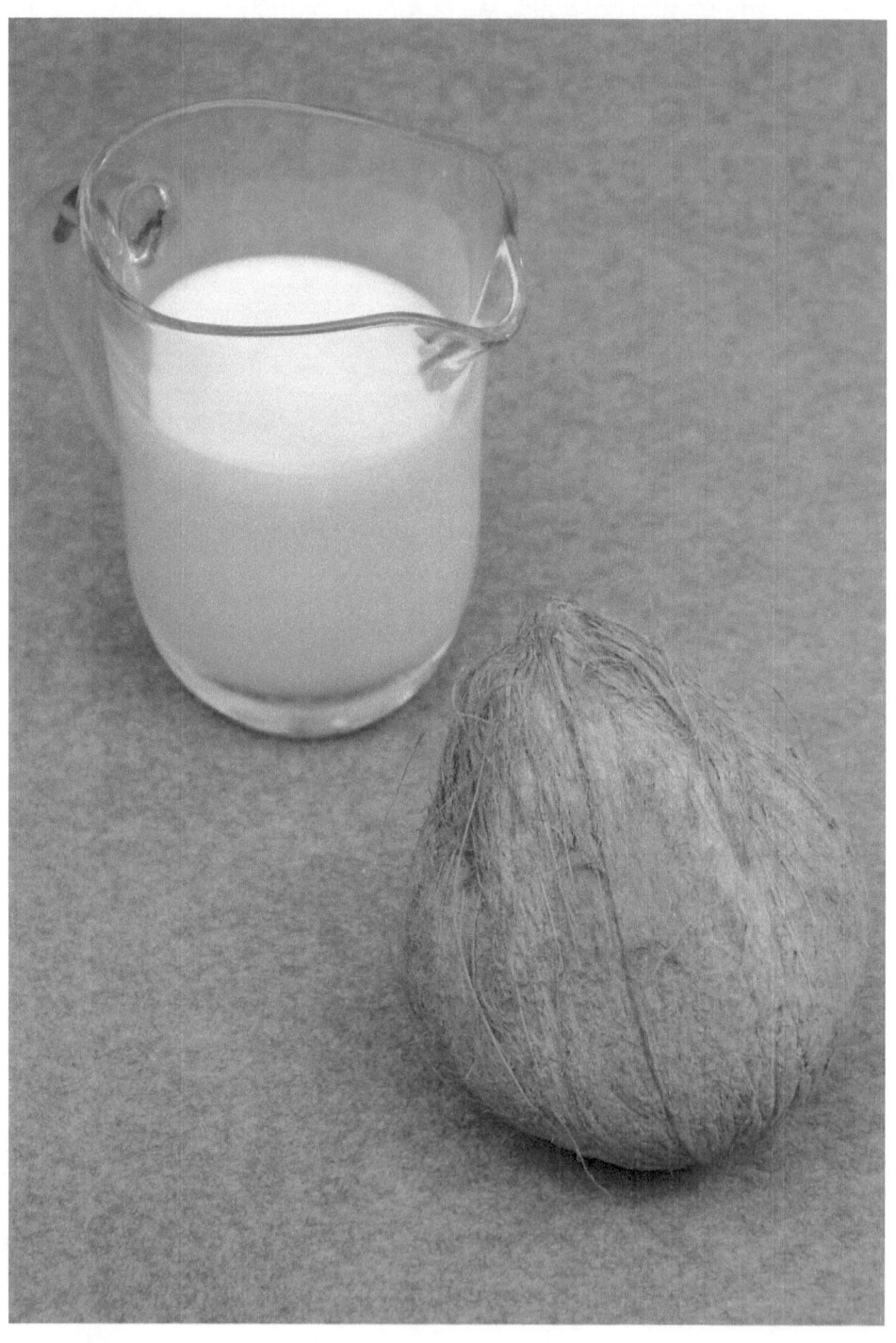

Información nutricional de la leche de coco

Es muy rica en elementos básicos como vitaminas y minerales, magnesio, fósforo, calcio.

La leche de coco es 100% vegetal y por tanto no tiene lactosa ni ninguna proteína láctea.

- 9 gramos de fibra
- 33.5 gramos de grasa
- 3.3 gramos de proteína
- 7 gramos de hidratos de carbono

Leche de Castañas

La leche de castañas se obtiene mezclando castañas molidas con agua. Es exquisita tanto caliente como fría.

Esta leche de castañas puede ser utilizada en salsas, postres, etc.

La leche de castaña es:

- Una inmejorable fuente de energía es un alimento ideal para deportistas, niños y ancianos.

- Es de fácil digestión y al no tener ni gluten ni lactosa, es muy conveniente en dietas blandas.

- Gracias a su gran aporte de fibra no soluble puede ser de ayuda para combatir el estreñimiento. Por lo cual también será conveniente para prevenir el cáncer de colon.

- La leche de castaña tiene un efecto remineralizante, por el aporte de estos nutrientes.

- Gracias a su aporte de Vitamina C, da un efecto antioxidante e inmunológico.

Todas aquellas personas que necesiten recuperase de la fatiga física o mental se benefician al consumir la leche o bebida de castañas.

Información nutricional de la leche de castañas (por 100 g.)

- 58% de Hidratos de Carbono Complejos.
- 180 Kcal.
- Vitaminas del Grupo B (en particular, B1, B2, B3, B5 y B9)
- 30 mg. de Vitamina C.
- 5 g. de Fibra Alimentaria.
- 600 mg. de Potasio.
- 45 mg. de Magnesio.
- Ácidos grasos insaturados. A partes iguales lo monoinsaturados (sobretodo el ácido graso oleico) y los poliinsaturados (especialmente ácido linoleico).
- Son también interesantes las cantidades de calcio y hierro, así como oligonutrientes como el cobre, el zinc, el selenio y el yodo.

RECETA DE ARROZ CON LECHE

Ingredientes:

- 1 Taza de arroz
- 1 Tazas de agua de filtro
- 1 Palo de canela
- 3/4 Taza de panela
- 2 Tazas de Leche vegetal (Arroz, coco, almendras , etc.)
- 1 Cucharadita de aceite de coco
- Vainilla natural
- ½ taza de pasas
- Canela molida

Preparación:

Cocinar la taza de arroz con las 4 tazas de agua purificada y la canela a fuego normal, una vez cocido el arroz incorpore las 2 tazas de leche vegetal , agregar el aceite de coco y el resto de ingredientes, luego bajar el fuego y dejar por espacio de 20 minutos removiendo siempre para que no se pegue, una vez listo vaciar en las dulceras y servir rociando canela molida.

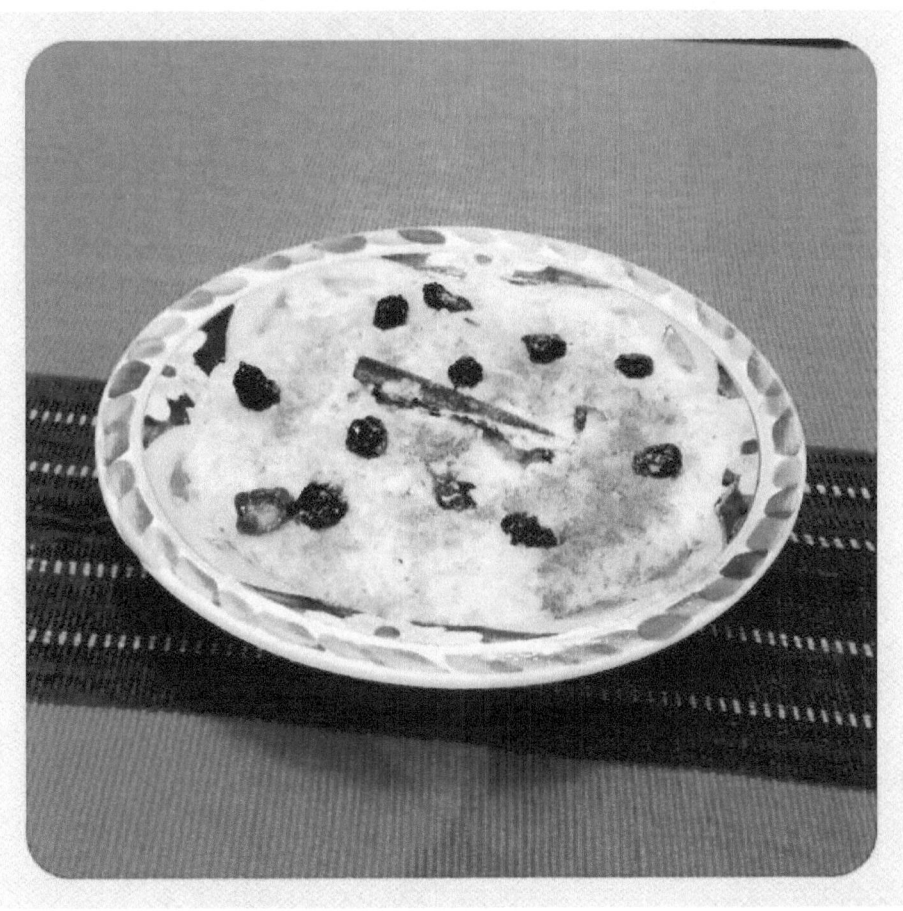

1.12 EL TRIGO

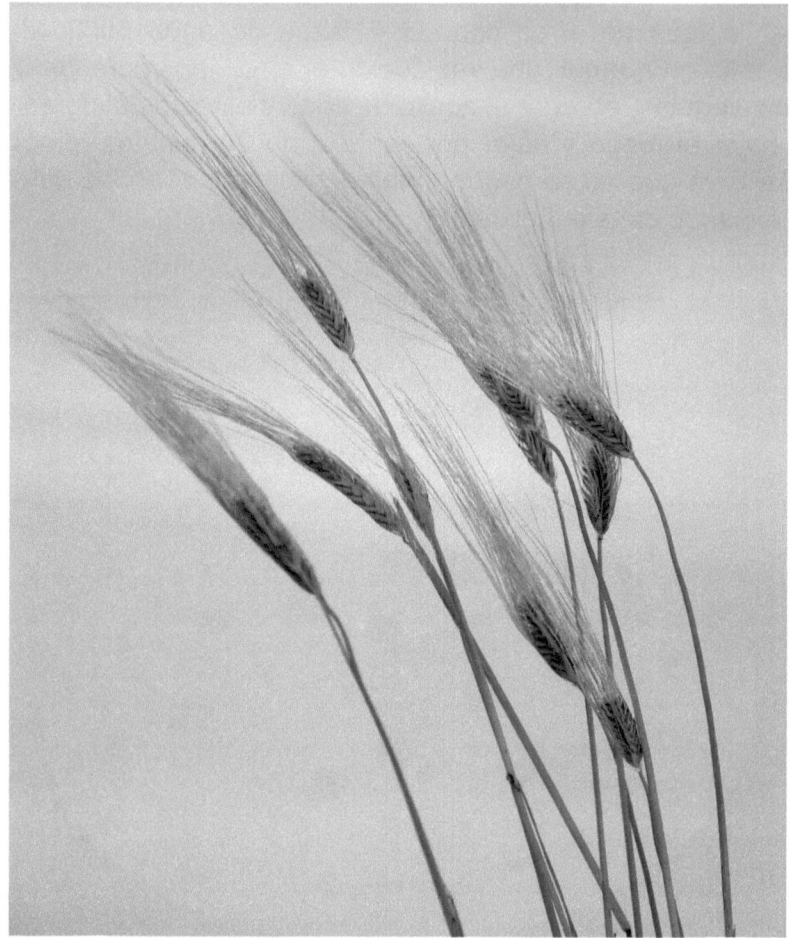

El trigo es un producto nuevo en la escala de evolución de los seres humanos, se empezó a utilizar aproximadamente hace 10,000 años.

Si consideramos que la existencia humana tiene 4 millones de años, los diez mil años representan poco tiempo para la adaptación.

Por tanto si la historia de la humanidad se condensara en 24 horas llevaríamos comiendo trigo sólo hace 6 minutos, por lo tanto muchos seres humanos no han alcanzado el potencial digestivo para metabolizar adecuadamente este producto, sin embargo esta situación no está siendo considerada por la sociedad moderna, ni por la industria alimenticia, pues al igual que con los lácteos los diferentes medios de comunicación nos ofrece el trigo en todas sus formas, panes, pastas, galletas, pizzas, donouts, tortas, pasteles, snacks, sopas instantáneas, embutidos, etc.

Si nos ponemos a pensar en lo que nos ofrece la televisión para alimentarnos, el gran porcentaje son productos en base a trigo. Lo cual para las personas con estudios en nutrición ortomolecular sabemos que este producto es un gran irritante del sistema digestivo ya que es muy alto en gliadina, una proteína que forma parte del gluten.

El consumirlo de forma esporádica no presenta problemas, sin embrago hacerlo con regularidad erosiona la vellosidad intestinal.

Este tema es tremendamente importante para la salud del organismo, porque a través de estas vellosidades intestinales ingerimos y absorbemos los alimentos. Cuando esta parte de la digestión se ve afectada, todo el organismo sufre sus repercusiones.

Si estas vellosidades están irritadas, inflamadas o erosionadas, la digestión de los alimentos no se llevará a cabo correctamente.

El resultado será la producción de fermentación o putrefacción y formación de sustancias irritantes para la pared intestinal. El efecto es la desnutrición celular, además de síntomas como dolor intestinal, diarrea, estreñimiento, fatiga, depresión, etc.

Gracias a los avances realizados en los estudios del ADN, ahora sabemos que los seres humanos se redujeron de tamaño, al pasar a dietas con granos.

Nuestros antepasados, cazadores – recolectores vivían de verduras, frutas, frutos secos, semillas, pescados, mariscos y eran entre 13 y 1 5 centímetros más altos que aquellos primeros granjeros.

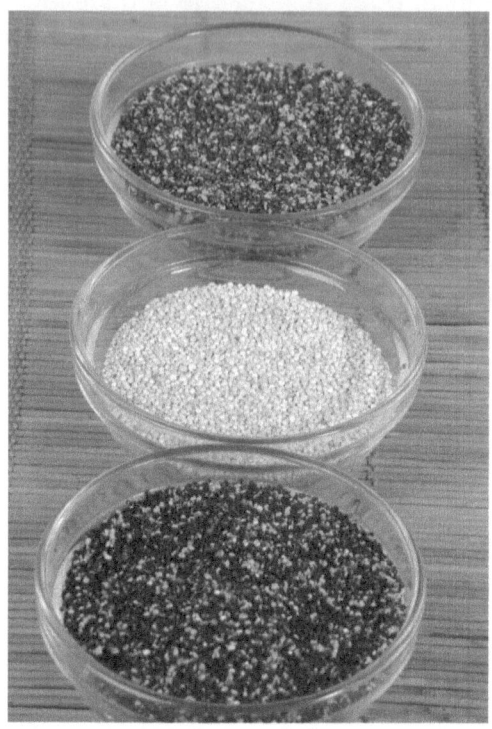

Recientemente se ha descubierto que las personas alérgicas al gluten tienen un marcador genético DQ2 y DQ8 que es común, en las sociedades que introdujeron el grano tardíamente, sobre todo las del nor oeste de Europa, en particular, el oeste de Irlanda, Islandia, Finlandia y Escandinavia, donde cultivar grano no resulta sencillo.

Sabiendo esto nos podemos preguntar ¿Por qué comemos tanto trigo?. La respuesta es sencilla, los panaderos de todo el mundo adoran trabajar con cereales con un alto contenido en gluten.

Cuanto mayor sea el contenido en gluten en una harina, más elástica, maleable, extensible y resistente al calor será la masa. Como consecuencia los panes, pasteles, bizcochos, galletas serán más ligeros, blandos, atractivos y les darán más beneficios económicos.

GRANOS CON GLUTEN   GRANOS SIN GLUTEN

GRANOS CON GLUTEN	GRANOS SIN GLUTEN
Trigo	Trigo Sarraceno
Espelta	Maiz Dulce
Centeno	Mijo
Avena	Maiz
Kamut	Arroz
Triticale	Quinoa
Cebada	Kiwicha
	Kañihua

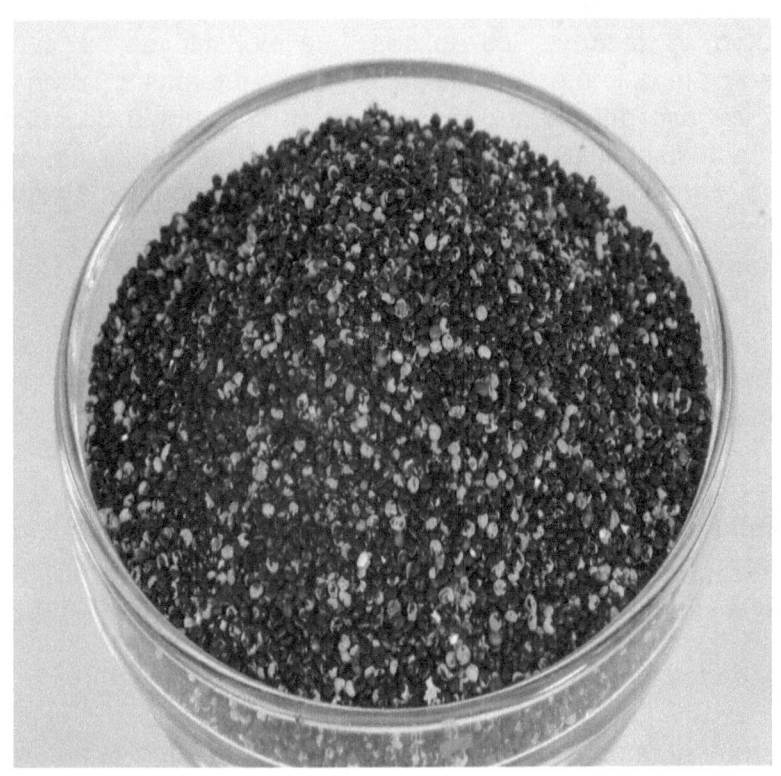

1.13 LA ENFERMEDAD CELIACA

Como explicamos anteriormente el gluten es una proteína que forma parte del trigo, la cebada, la avena y el centeno.

Cuando la proteína está mal digerida en muchos cuerpos forma morfina (gliadorfina –gluteomorfina), alterando los procesos mentales, sin embargo hay una enfermedad autoinmune que se produce por una reacción de hipersensibilidad al gluten, esta es la enfermedad celiaca, que se caracteriza por una alteración de la mucosa del intestino delgado.

El Sistema Inmunológico reacciona frente a los componentes del gluten y destruye los tejidos que constituyen la superficie de absorción del intestino delgado. Los síntomas pueden incluir diarrea, retraso del desarrollo, baja estatura, cambio de coloración del esmalte dental, depresión, degeneración prematura del sistema nervioso, artritis, convulsiones, deficiencias nutricionales y distensión abdominal. También se reportan pestañas largas, calvicie prematura y dedos torcidos (dedos zopos) en esta enfermedad.

Antiguamente se creía que alrededor de 1 de cada 1500 personas eran celiacas, es decir sufrían ese trastorno genéticamente transferido, digestivo y nutricional provocado por una alergia aguda al gluten.

Sin embargo las nuevas investigaciones demuestran que las alergias al gluten pueden llegar afectar a 1 de cada 100 personas "normales", asintomáticas que con frecuencia no presentan ningún síntoma digestivo y hasta 1 de cada 10 que padecen diabetes o enfermedades tiroideas.

Si nos remontamos a hace 10 años observamos que la enfermedad celiaca se diagnosticaba por medio de una biopsia intestinal, por la que comprobaban si se había aplastado las vellosidades del intestino, hoy en día la forma más sencilla de diagnosticarla es con simple análisis de sangre, llamada

Prueba de Anticuerpos Antitransglutaminasa IgA.

Como refiere Patrick Holfort, cuando se realizó esta prueba al azar entre escolares se descubrió que se produce en 1 de cada 167 supuestos niños sanos y normales y en 1 de cada 111 adultos sanos y normales. Entre quienes se quejan de síntomas gastrointestinales, se presenta en uno de cada 40 niños y en 1 de cada 30 adultos. Entre quienes tienen madre, padre, hermano o abuelo celiaco el riesgo es 1 de cada 11, por tanto esta afección no es rara en absoluto.

Sin embargo, hay muchas personas alérgicas al trigo que no son celiacas. Esto se debe a que sus sistemas inmunológicos producen anticuerpos IgG, que atacan al trigo o a un componente del mismo y producen una gama completa de síntomas molestos pero no inmediatos que de alguna forma nunca se desarrollan hasta convertirse en una enfermedad celiaca completa.

Síntomas comunes de la alergia al gluten:

- Problemas del Tracto Respiratorio Superior como Sinusitis
- Fatiga provocada por una mala absorción de las nutrientes.
- Síndrome de Fatiga Crónica
- Ulcera en la boca
- Anemia
- Osteoporosis
- Pérdida de peso
- Baja estatura Infantil
- Anemia por déficit de Hierro
- Diarrea
- Estreñimiento
- Hinchazón abdominal
- Enfermedad de Crohn
- Diverticulitis
- Depresión
- Problemas de Atención y Comportamiento en los Niños
- TEA (Autismo – Asperger – TDAH – Déficit de Atención).

1.14 FUENTES OCULTAS DE GLUTEN

Podemos encontrar fuentes ocultas del gluten en:

- Almidón modificado, almidón vegetal (verificar si es de maíz o trigo).
- Proteína Vegetal hidrolizada.
- Salsa Teriyaki.
- Vitaminas y suplementos (verificar en las etiquetas que sean libres de gluten y caseína).
- El color Caramelo.
- Dextrinas.
- Sopas de lata o de sobre.
- Verificar que la leche de arroz no tenga cebada.
- Algunos embutidos.

Compartimos un listado de aditivos dañinos que podrían empeorar los deterioros conductuales y de personalidad:

- Colores artificiales
- Colores que contengan aluminio
- Sabores artificiales
- Aspartame
- BHA
- BHT
- Cafeína
- EDTA
- Glutamato monosódico MSG
- Nitratos
- Nitritos
- Acido fosfórico
- Bromato de potasio
- Quinina
- Olestra
- Polisorbato 60, 80
- Sacarina
- Sulfitos
- Vanillin (sabor artificial)
- TBHQ

1.15 EL TRIGO Y LA CONDUCTA

ANALISIS DE PEPTIDOS

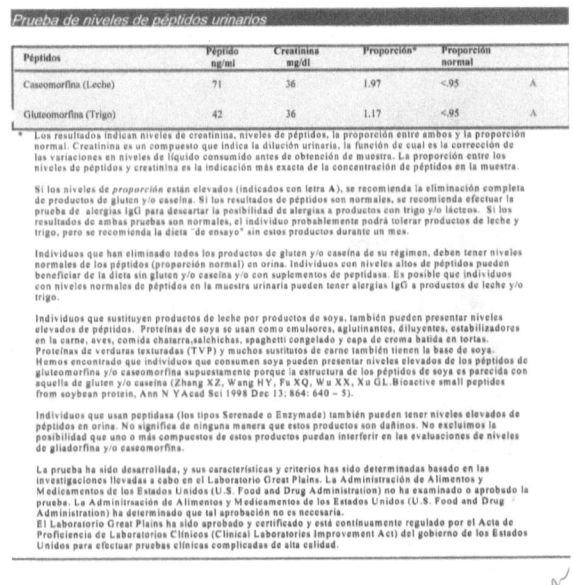

Prueba de niveles de péptidos urinarios

Péptidos	Péptido ng/ml	Creatinina mg/dl	Proporción*	Proporción normal	
Caseomorfina (Leche)	71	36	1.97	<.95	A
Gluteomorfina (Trigo)	42	36	1.17	<.95	A

* Los resultados indican niveles de creatinina, niveles de péptidos, la proporción entre ambos y la proporción normal. Creatinina es un compuesto que indica la dilución urinaria, la función de cual es la corrección de las variaciones en niveles de líquido consumido antes de obtención de muestra. La proporción entre los niveles de péptidos y creatinina es la indicación más exacta de la concentración de péptidos en la muestra.

Si los niveles de *proporción* están elevados (indicados con letra A), se recomienda la eliminación completa de productos de gluten y/o caseína. Si los resultados de péptidos son normales, se recomienda efectuar la prueba de alergias IgG para descartar la posibilidad de alergias a productos con trigo y/o lácteos. Si los resultados de ambas pruebas son normales, el individuo probablemente podrá tolerar productos de leche y trigo, pero se recomienda la dieta "de ensayo" sin cinco períodos durante un mes.

Individuos que han eliminado todos los productos de gluten y/o caseína de su régimen, deben tener niveles normales de los péptidos (proporción normal) en orina. Individuos con niveles altos de péptidos pueden beneficiar de la dieta sin gluten y/o caseína y/o con suplementos de peptidasa. Es posible que individuos con niveles normales de péptidos en la muestra urinaria pueden tener alergias IgG a productos de leche y/o trigo.

Individuos que sustituyen productos de leche por productos de soya, también pueden presentar niveles elevados de péptidos. Proteínas de soya se usan como emulsores, aglutinantes, diluyentes, estabilizadores en la carne, aves, comida chatarra, salchichas, spaghetti congelado y capa de crema batida en tortas. Proteínas de verduras texturadas (TVP) y muchos sustitutos de carne también tienen la base de soya. Hemos encontrado que individuos que consumen soya pueden presentar niveles elevados de los péptidos de gluteomorfina y/o caseomorfina supuestamente porque la estructura de los péptidos de soya es parecida con aquella de gluten y/o caseína (Zhang XZ, Wang HY, Fu XQ, Wu XX, Xu GL. Bioactive small peptides from soybean protein, Ann N Y Acad Sci 1998 Dec 13; 864: 640 – 5).

Individuos que usan peptidasa (los tipos Serenade o Enzymade) también pueden tener niveles elevados de péptidos en orina. No significa de ninguna manera que estos productos son dañinos. No excluimos la posibilidad que uno o más compuestos de estos productos puedan interferir en las evaluaciones de niveles de gliadorfina y/o caseomorfina.

La prueba ha sido desarrollada, y sus características y criterios has sido determinadas basado en las investigaciones llevadas a cabo en el Laboratorio Great Plains. La Administración de Alimentos y Medicamentos de los Estados Unidos (U.S. Food and Drug Administration) no ha examinado o aprobado la prueba. La Administración de Alimentos y Medicamentos de los Estados Unidos (U.S. Food and Drug Administration) ha determinado que tal aprobación no es necesaria.
El Laboratorio Great Plains ha sido aprobado y certificado y está continuamente regulado por el Acta de Proficiencia de Laboratorios Clínicos (Clinical Laboratories Improvement Act) del gobierno de los Estados Unidos para efectuar pruebas clínicas complicadas de alta calidad.

Al igual de lo que sucede con los lácteos, la deficiencia de enzimas digestivas que posee hoy en día un porcentaje alarmante de infantes hace indigerible la proteína del trigo, presente en (pan, galletas, kekes, fideos, etc.) esto como ya dijimos hace que se forme gluteomorfina (opio) a nivel del aparato digestivo y esto a su vez formará parte del torrente sanguíneo del que lo padece afectando así todos sus procesos cerebrales; como ya contamos con anterioridad los sentidos se alteran y algunos experimentan hipersensibilidad o hiposensibilidad, por ello puede ser muy difícil cambiarlos, peinarlos, bañarlos. A nivel del oído pueden ser intolerantes a ruidos familiares y muchos presentan trastornos en el lenguaje.

Se volverán muy selectivos con los alimentos e intolerantes o adictos a texturas, olores y sabores..

La severidad de la conducta va a variar de una persona a otra, en relación al grado de droga que se forme en su cuerpo por el mal metabolismo del trigo. Reiteramos que existen pruebas de laboratorio que permiten saber si nuestro hijo está produciendo péptidos de trigo: es la prueba de PEPTIDOS URINARIOS.

1.16 RECETAS SIN GLUTEN

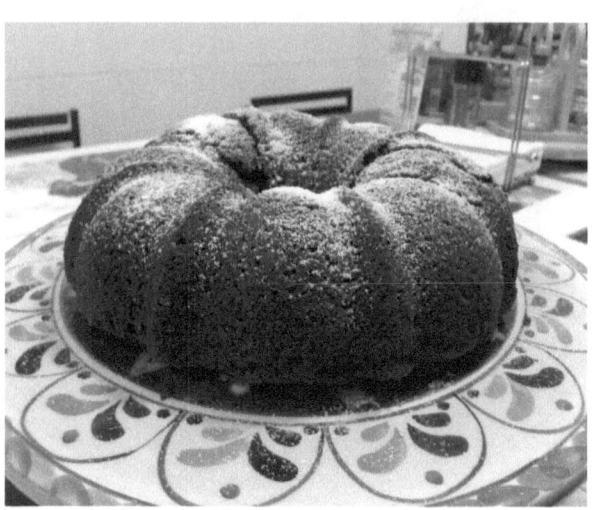

1. TORTITAS DE PERA

Ingredientes:

- 2 peras maduras
- 50 gr harina de castaña
- 50 gr harina de arroz o maicena
- 1 vaso de leche vegetal (250 ml)
- 3 cucharadas de aceite de oliva
- 1/3 cucharadita de bicarbonato
- Stevia o xilitol
- Pizca vainilla

*Stevia: Hierba sustituto natural del azúcar, 15 veces más dulce que esta.

*Xilitol: sustito de la sacarosa obtenido de la reducción de la azúcar xilosa, se obtiene de la madera del abedul.

Preparación:

Mezcla los ingredientes secos, y agrega los líquidos. Remueve con ayuda de un tenedor y añade las peras en rodajas finas.

Deja reposar la pasta unos 10 minutos, para que el sabor de la pera se difunda por todo el conjunto.

Caliente una sartén con una cucharadita de aceite ajonjolí - sésamo, vierta un poco de la mezcla y extiéndela. Deje que se dore de tres a cinco minutos por cada lado, a fuego lento.

2. GALLETAS DE HARINA DE ARROZ Y MAIZ

Ingredientes:

- 5 cucharadas de aceite de oliva virgen
- Stevia culinaria, al gusto
- 8 cucharadas de harina de arroz
- 4 cucharadas de harina de maíz
- ½ cucharada de bicarbonato
- 1 cucharada de leche arroz
- 1 huevo

Preparación:

Mezclar el aceite con la stevia y el huevo, se le añade después poco a poco la mezcla previa de las harinas con el bicarbonato y al final la leche vegetal.

Se mezcla todo muy bien y luego se completa al ojo hasta que quede una mezcla que se pueda amasar.

Se hacen pelotitas, que luego se aplastan hasta aproximadamente en 3 milímetros de espesor. Y se ponen sobre el papel manteca en la placa del horno, un poco separadas porque luego aumentan. También se pueden utilizar moldes para preparar galletas con formas.

Se meten en el horno a temperatura media, previamente encendido unos 6 minutos, hornear entre 15 a 20 minutos, estas galletas duran varios días.

3. BIZCOCHO CON LECHE DE ARROZ Y ACEITE

Ingredientes:

- 1 huevo
- 10 cucharadas colmadas de harina de arroz
- 4 cucharas colmadas de harina de maíz
- Stevia culinaria al gusto.
- ½ taza de té de leche de arroz
- ½ taza de té de aceite de oliva
- 1 cucharadita de bicarbonato
- 1 pizca de vainilla en polvo
- 1 pizca de sal marina

Preparación:

Batir el huevo, se añade la leche de arroz, el aceite, la Stevia y la vainilla., se mezcla.

Mezclar las harinas con el bicarbonato y la sal, la masa se espesará (voltear el pirex y no caiga). Se echa la masa en el molde y se ingresa al horno, a baja temperatura.130 ºC, máximo una hora.

4. CROQUETAS DE SALMON

Ingredientes:

- Media rodaja de salmón fresco
- Una cebolla tierna pequeña
- Un vaso grande de leche de arroz
- Una cucharada de maizena
- Harina de maíz para rebozar

- Huevos (1 o 2 según tamaño)
- Sal Marina
- Aceite para freir, de preferencia de ajonjolí- sésamo.

Preparación:

Freímos en aceite de oliva una cebolla tierna pequeña, añado el salmón fresco troceado y limpio con un poco de sal. Lo salteamos hasta que se cocine y no quede nada crudo.

Diluimos una cucharada bien colmada de maizena en un vaso de leche de arroz. Lo añadimos a lo anterior y a remover hasta que hierva. Lo dejamos reposar y enfriar.

Si se queda demasiado líquido hay que añadir algo más de maizena (siempre diluida en leche). Probamos cómo quedó de sal.

Lo dejamos reposar y enfriar.

5. MAGDALENAS:

Ingredientes:

- 1 ó 2 huevos
- Un chorrito de leche de arroz integral
- Un chorrito de aceite de oliva
- 5 cucharadas soperas de xilitol o stevia al gusto.
- 1 cucharada de bicarbonato de farmacia
- Una pizca de sal marina
- Un chorrito de zumo de limón natural
- Harina de arroz integral al gusto
- Se puede elegir uno o más sabores.
    + coco rayado
    + Vainilla en polvo
    + Canela en polvo

No se debe utilizar levadura química.

Preparación:

Poner primero los huevos y batirlos lentamente, seguir batiendo e ir añadiendo el aceite y luego la leche de arroz. Lentamente añadir los otros ingredientes, menos la harina de arroz que dejan para el final., luego el zumo de limón y el bicarbonato (producen el efecto de la levadura y hacen subir la masa).

Dejar unos 20 minutos en el horno a 200 grados centígrados.La masa no debe ser sólida sino más cremosa y apunto de solidificarse.

Si se te endurece la masa puedes hacer galletas.

6. PANCITOS DE CAMOTE

Ingredientes:

- 2 tazas de harina de arroz
- ½ cucharadita de bicarbonato
- ¾ cucharadita de sal
- Stevia al gusto
- Pizca de Canela
- ½ taza de aceite de ajonjolí – sésamo o ghee
- 1 taza de camote cocido prensado
- ¾ tazas de leche de coco.

Preparación:

Calentar el horno a 220 Grados centígrados. Cernir los ingredientes secos y dejarlos aparte. Mezclar el aceite o ghee con el camote. Ir agregando los ingredientes secos alternando con la leche de coco, revolver sólo para humedecer cada vez.

Formar la masa en una bola y vaciar sobre una mesa bien enharinada (harina de arroz),enharinar la bola de masa y el rodillo, queda una masa pegajosa. Luego estirar la masa con el rodillo a un espesor de 1½ centímetro. Cortar con un cortador redondo enharinado o con el borde de una copa. Evite manosear mucho la masa, juntar suavemente los retazos, si es necesario hacer uso de más harina para volver a estirar y luego cortar.

Colocar las piezas sobre un molde engrasado y hornear de 20 a 25 minutos.

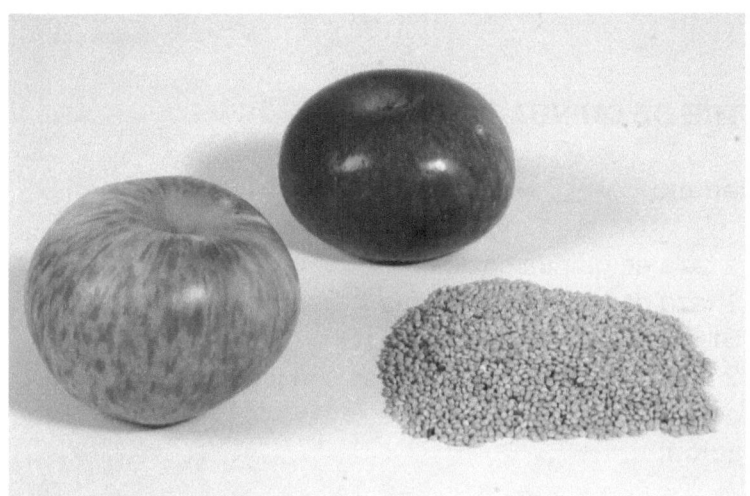

7. KIWICHA CON MANZANA

Amaranto (Kiwicha)

Este grano fue una de las bases de la alimentación de los Incas y de los Aztecas, muchas personas lo fueron dejando por hacer uso del trigo y el arroz que trajeron los conquistadores. El amaranto - kiwicha tiene un alto contenido tanto de proteínas como de calcio. Una porción de 2 onzas aporta el 80% de la dosis de hierro recomendada.

Ingredientes:

- 1 Taza de kiwicha
- 5 ½ tazas de agua
- 1 manzana, pelada y picada
- Stevia al gusto
- Canela

Preparación:

Lavar la kiwicha y colocar en una olla con el agua. Llevar a hervir y cocinar hasta que espese. Echar la manzana y la Stevia, revolviendo hasta que se disuelva. Colocar en los platos y espolvorear canela encima.
4 Porciones

8. POSTRE DE QUINUA

Ingredientes:

- 1 taza de quinua cocida
- 1 taza de leche de coco fría
- Stevia o miel de abeja al gusto
- 2 manzanas ralladas rociadas con jugo de limón.

Preparación:

Licuar la quinua con le leche de coco y el Stevia. Poner en un fuente y agregar las manzanas.

Servir con fresas o cualquier fruta temperatura ambiente.

9. QUINUA COMO ACOMPAÑAMIENTO

Ingredientes:

- 2 tazas de quinua, lavada en agua fría
- 3 a 4 tazas de agua hirviendo
- ½ cucharadita de Sal Marina.
- 1 cucharada de perejil picado.
- 1 cucharada de aceite de oliva extra virgen.

Preparación:

Colocar la quinua lavada en una sartén pesada sobre fuego mediano. Revolver constantemente la quinua con un cucharón, hasta que se seque, observar que hayan granos reventados.

Echar la quinua en el agua hirviendo con sal de 7 a 10 minutos. Cuando los granos de quinua se parezcan a pequeños círculos blancos, botar el agua, tapar la olla y cocinar sobre fuego bajo, entre 10 a 20 minutos.

Dejar reposar unos minutos, pasarla a una fuente, esparcir el perejil y echar una cucharada de aceite de oliva extra virgen.

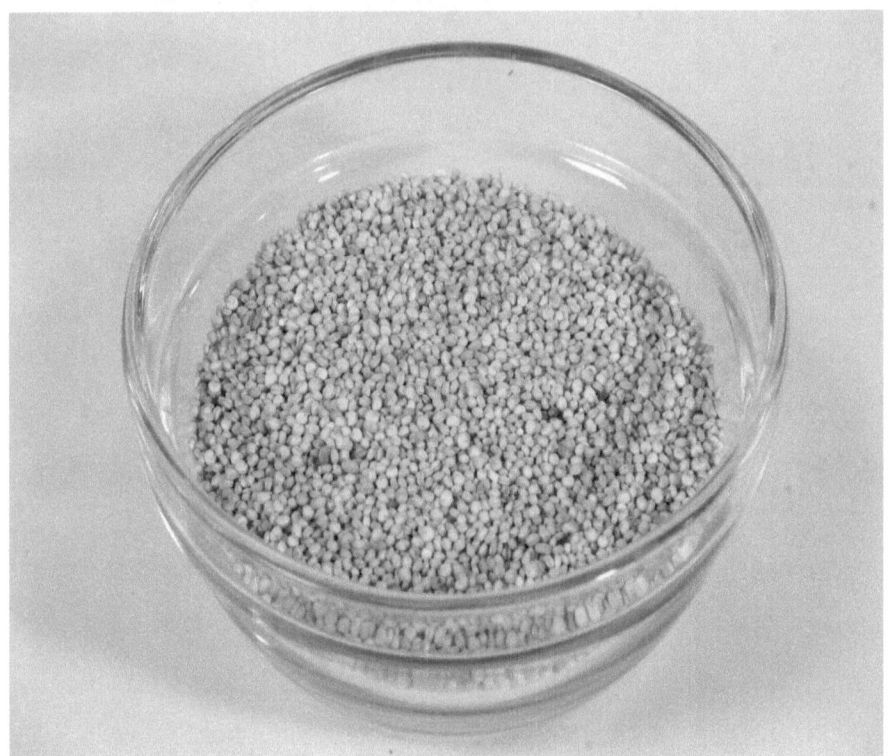

10. CROQUETAS DE QUINOA

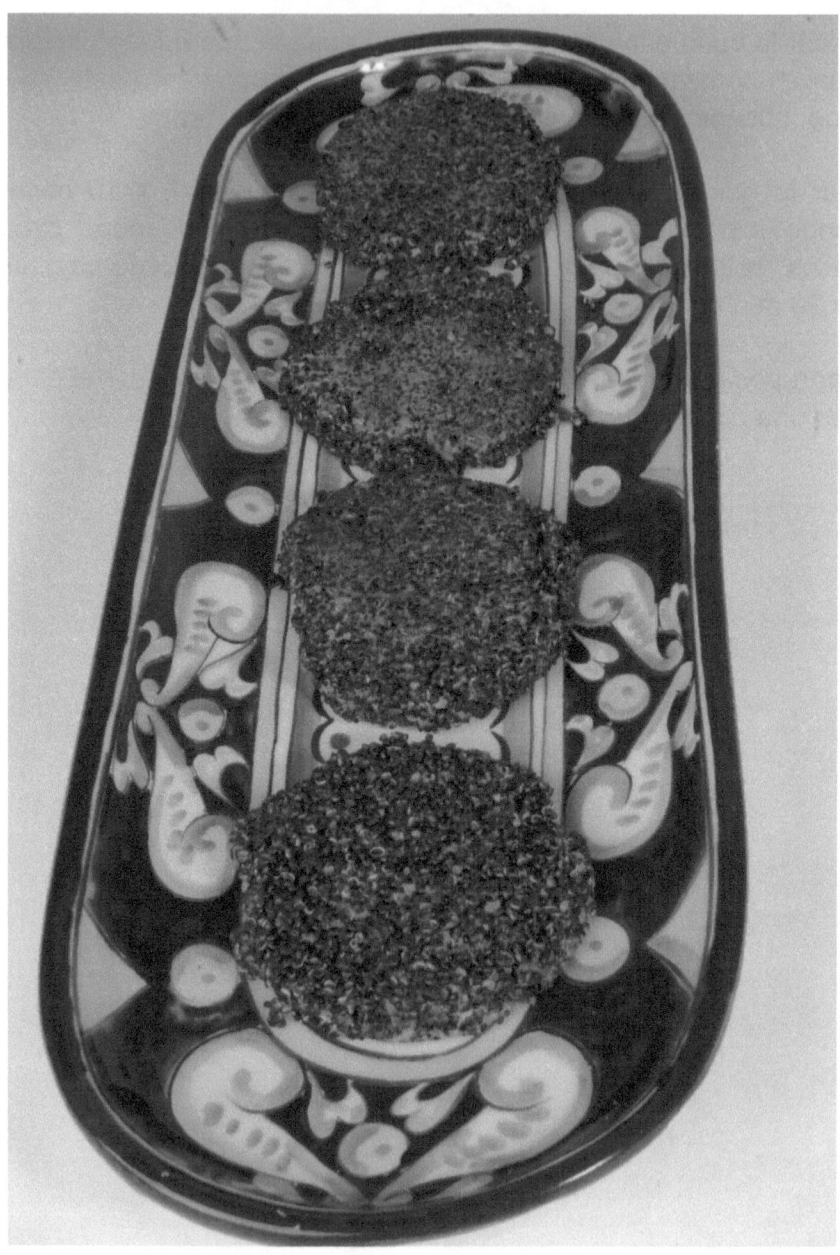

Ingredientes:

- 2 tazas de quinua cocida
- 2 huevos
- 2 cucharadas de harina de papa, arroz o maíz
- Sal Marina
- ½ Cebolla picada y salteada
- Opcional: pollo, pavo.

Preparación:

Mezclar todos los ingredientes y formar las croquetas. Calentar aceite de oliva en una sartén y freír las croquetas hasta que estén doradas por ambos lados. Servir calientes.

11. POLENTA CON SALSA DE TOMATE

Espolvorear 1 ½ tazas de polenta sobre 5 tazas de agua hirviendo con sal, revolver en forma constante. Cocinar a fuego lento, revolviendo de vez en cuando, hasta que la masa se despegue de los costados de la olla, alrededor de 20 minutos.

Añadir 3 cucharadas de aceite de oliva. Puede servirse inmediatamente con salsa de tomate.

Hay personas que también disfrutan este plato luego de esparcir la mezcla de un pyrex, luego lo cubren con una taza de salsa de tomate y lo meten al horno, a una temperatura de 200 grados centígrados por un tiempo de 20 minutos. 6 porciones.

12. PAN DE PAPAYA

Ingredientes:

- Stevia al gusto
- ½ taza de aceite de sésamo
- 2 huevos
- 2 tazas de puré de papaya madura, pelada y sin semillas.
- 1 cucharada de jugo de limón
- 2 tazas de harina de papa o de arroz.
- 1 cucharadita de bicarbonato
- ½ cucharadita de sal marina.
- 1 taza de nueces de macadamia, nueces de Brasil, picadas.

Preparación:

Batir la Stevia con el aceite. Agregar los huevos, batirlos bien uno por uno. Seguir batiendo y añadir la papaya y el jugo de limón. Mezclar la harina con el bicarbonato y la sal marina. Echar las nueces y seguir revolviendo.

Hornear en un molde engrasado de 23 x 13 x 8 centímetros a 175 Grados centígrados, por un tiempo de 1 ½ hora o hasta que esté cocido.

13. CAMOTES CON NARANJA

Ingredientes:

- 6 camotes medianos
- 2 ½ cucharaditas de aceite de sésamo
- Stevia al gusto
- ½ cucharadita de rayadura de naranja.
- 6 cucharadas de jugo de naranja
- 1 cucharadita de sal marina

Preparación:

Sancochar los camotes sin pelar en agua hirviendo con sal (1 ½ cucharadita de sal en 1 litro de agua). Pelar los camotes y pasarlos por el colador. Agregar otros ingredientes y mezclar bien. Poner la preparación en una molde para hornear.

Llevar al horno con 190 Grados Centígrado por un tiempo de 30 minutos. Dorar.

14. MINI PANECILLOS DE ZAPALLITOS ITALIANO Y PIÑA

Ingredientes:

- 3 huevos batidos
- Stevia al gusto
- ¾ de taza de aceite de sésamo
- 2 Tazas de Zapallito italiano rallado
- 2 tazas de harina de papa o arroz
- 1 cucharita de bicarbonato
- 3 cucharaditas de canela en polvo
- 1 cucharadita de Sal Marina
- 1 taza de pecanas picadas
- 1 taza de piña triturada

Preparación:

Mezclar los huevos, stevia y el aceite. Batir bien y agregar todos los ingredientes restantes. Mezclar y vaciar en moldes de panecillos, engrasados y enharinados.

Hornear a 165 grados centígrados por un tiempo de 25 minutos.

15. TORTA DE ZANAHORIA

Ingredientes:

- ½ taza de aceite de sésamo
- Stevia al gusto
- 2 huevos
- ½ taza de zanahoria rallada
- ¼ de taza de jugo de naranja
- 1taza de harina de papa o arroz
- ¼ de cucharadita de nuez moscada molida
- 1 cucharadita de canela molida
- 3 cucharadas de pasas
- 3 cucharadas de pecanas picadas

Preparación:

En un tazón batir juntos la stevia, el aceite y los huevos. Agregar la zanahoria y jugo de naranja, continuar mezclando. Agregar los ingredientes secos y luego las pasas y las pecanas.

Verter en un molde. Hornear en 175 grados centígrado, por un tiempo de 30 minutos. Dejar reposar por 15 minutos y luego desmoldar.

16. DELICIAS DE PLÁTANO

Ingredientes:

- 6 Plátanos
- 1 taza de jugo de naranja
- ½ taza de coco fresco rallado
- ½ taza de pecanas molidas
- ¼ de cucharadita de nuez moscada
- ¼ de cucharadita de canela molida
- Stevia al gusto

Preparación:

Cortar los plátanos verticalmente y colocarlos en un molde engrasado. Mezclar el jugo de naranja y la stevia, echar encima de los plátanos.

Colocar las pecanas molidas, el coco y las especias.
Hornear a 175 grados centígrados por 20 minutos

17. BIZCOCHOS DE ARROZ Y MAICENA

Ingredientes:

- 100 gramos de maicena
- 100 gramos de harina de arroz
- 3 huevos
- ½ taza de aceite de sésamo
- Stevia al gusto
- 1 Bicarbonato
- Ralladura de limón o naranja

Preparación:

Batir las claras a punto de nieve
En otro recipiente batir el aceite, la stevia incorporar de una en una las yemas sin dejar de batir, luego poco a poco las harinas mezcladas con el bicarbonato, luego se agrega un poco de las claras a punto de nieve y se bate un momento más. Para finalizar se agrega el resto de las claras a punto de nieve y se mezcla con movimientos suaves hasta integrar la masa. Se coloca en moldes individuales o en una tortera aceitada. Se pueden cocinar en horno convencional en una temperatura moderada.

CAPÍTULO II

NUTRICIÓN Y CONDUCTA INFANTIL

2- NUTRICIÓN Y CONDUCTA INFANTIL

de este capítulo iremos descubriendo que la dieta ingerida por las nuevas generaciones tiene una relación directa con su forma de comportarse, pensar y relacionarse.

Gracias a factores agresores: contaminación ambiental, metales pesados, exceso de antibióticos, preservantes, colorantes, saborizantes, preservantes de las vacunas ; se ha originado una condición de hiperpermeabilidad en los intestinos delgados de los niños lo que determina una relación causa-efecto entre lo que se come y las estimulaciones cerebrales.

Es decir muchas de las sustancias ingeridas logran a travesar indebidamente la pared intestinal y burlan la barrera del cerebro (barrera hematoencefálica) cambiando las conductas de nuestros hijos.

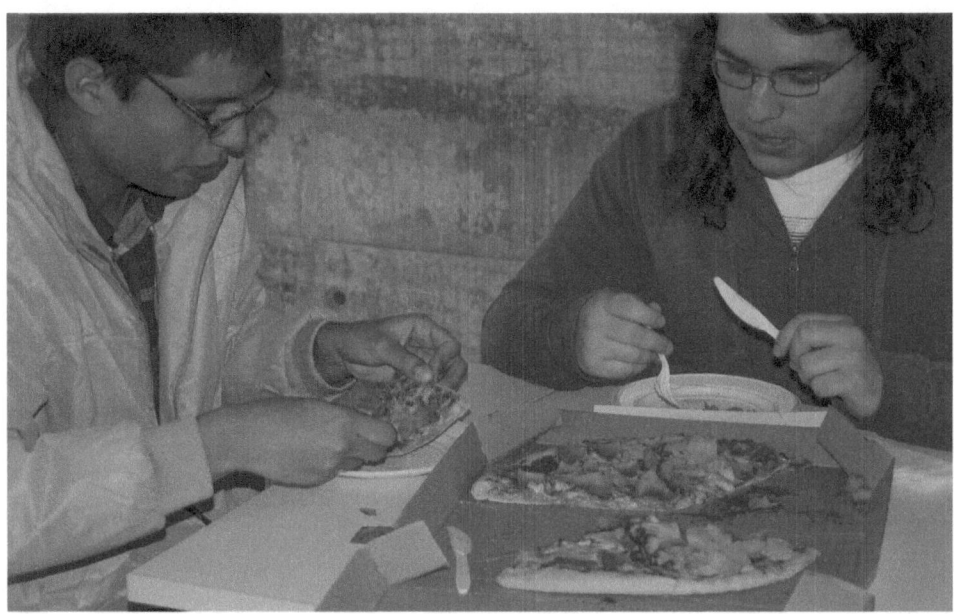

2.1 NOS ADENTRAMOS EN LA RELACIÓN DIETA-CONDUCTA

¿Los alimentos que come mi hijo pueden estar afectando su forma de comportarse?, es la pregunta clave de la relación entre nutrición y la conducta infantil: y la respuesta obligada es que SÍ.

Efectivamente hay una **condición digestiva** por la que **algunos** niños catalogados en el lenguaje común como "difíciles" y en el lenguaje profesional como hiperactivos, con Déficit de Atención (TDAH), Trastorno Generalizado del Desarrollo (TGD) y en el punto extremo con Autismo que pueden desarrollar conductas disruptivas únicamente por la dieta que reciben.

La condición digestiva para que la relación entre nutrición y conducta sea directamente proporcional es "la **permeabilidad intestinal aumentada**" o leacky gut síndrome (síndrome del intestino agujereado) esta es una patología cuyo interés va en aumento y se correlaciona con intolerancias alimentarias y alergias.

2.1.1. PERMEABILIDAD INTESTINAL AUMENTADA

Es una patología que se produce por la inflamación del intestino y por consiguiente se ve aumentada su permeabilidad; se asocia con el Síndrome Celiaco, Enfermedad de Crohn, Eczema Atópico, Giardiásis Crónica y Candidiasis Crónica.

Debemos saber que el intestino está protegido por una membrana con funciones muy importantes para la salud. Entre ellas, la absorción de nutrientes, la producción de enzimas digestivas, activación de ciertas vitaminas y de anticuerpos, que son la primera línea de defensa contra infecciones.

Esta membrana tiene cierta función permeable de no ser así no podríamos absorber los nutrientes de los alimentos que ingerimos. Sin embargo los hábitos alimenticios, el ambiente en el que vivimos pueden fácilmente inflamar y dañar esta membrana, dando como resultado un intestino demasiado permeable.

Cuando la membrana intestinal se inflama, pierde su propiedad protectora y su capacidad de absorber nutrientes, de producir enzimas digestivas y de crear el ambiente perfecto para que los microorganismos convivan en armonía.

Con un intestino demasiado permeable estamos expuestos a cualquier invasión. Por ejemplo, cuando ingerimos ciertos alimentos también estamos ingiriendo cientos de diferentes tipos de pesticidas, metales pesados y otros tipos de químicos.

A través de un intestino inflamado y demasiado permeable estos químicos pasan a la sangre afectando a los diferentes sistemas del cuerpo (inmunitario, hormonal, nervioso, respiratorio, reproductivo). Al mismo tiempo un intestino inflamado y demasiado permeable es más susceptible a la invasión de parásitos, bacterias o la multiplicación de ciertas levaduras como la cándida albicans.

Todos estos microorganismos son responsables a su vez de una gran lista de síntomas que pueden incluir desde diarrea crónica hasta la inflamación del intestino causando un exceso de permeabilidad.

2.1.2 CAUSAS MAS COMUNES DEL SINDROME DEL INTESTINO DEMASIADO PERMEABLE

La causa principal es la INFLAMACION pero ¿por qué se produce esta inflamación?

1. Deficiencia de ácido clorhídrico o enzimas proteicas (peptidasas). Los alimentos mal digeridos se fermentan y se produce una putrefacción en el intestino, dando lugar a una alta producción de gases que dañan e inflaman la pared intestinal.

2. Deficiencias nutricionales. Una dieta sin los nutrientes adecuados es también responsable de un intestino demasiado permeable. Una buena digestión requiere la cantidad necesaria de ácido clorhídrico, vitamina B6 y de Zinc.

3. Uso de medicamentos como esteroides, aspirinas, paracetamol que alivian los síntomas de la inflamación en otras partes del cuerpo pero afectan la mucosa gastrointestinal.

4. Infecciones intestinales por bacterias, levaduras y parásitos. Estos organismos atacan la membrana intestinal y producen inflamación, destruyendo la flora intestinal benéfica.

5. Intolerancias alimenticias que pueden producir irritación en el intestino.

2.1.3 ¿QUÉ SUCEDE CON LA CONDUCTA DE LOS NIÑOS QUE PRESENTAN EL SINDROME DEL INTESTINO DEMASIADO PERMEABLE?

Los péptidos por alimentos mal digeridos, metales pesados, desechos de microorganismos dañinos del intestino pasan al torrente sanguíneo y pueden atravesar la barrera hematoencefálica, dañando el sistema nervioso central y la respuesta conductual de nuestros niños se manifiesta con irritabilidad, berrinches, agresividad, frustraciones, miedos nocturnos, hiperactividad, hiper o hiposensibilidad, enuresis nocturna, dificultades de integración social, de lenguaje entre otras.

Al presentarse este tipo de conductas el diagnóstico va desde Trastorno por Déficit de Atención e hiperactividad (TDAH), Trastorno Generalizado del Desarrollo (PDD) y en el caso más extremo el Autismo.

La variedad de nombres diagnósticos que van desde el trastorno menos insidioso al más grave, va a estar mediado por la condición intestinal que los aqueja; con esto queremos decir que el nombre conductual del padecimiento no es lo importante sino que lo más urgente es corregir el funcionamiento intestinal y con ello las conductas disruptivas podrán ser aliviadas y controladas.

El síndrome del intestino demasiado permeable suele presentarse en niños que han tenido un desarrollo normal hasta aproximadamente los 18 meses de edad a partir de allí comienza una pérdida paulatina del lenguaje de la capacidad de juego, del contacto visual y aparecen conductas restrictivas, restringidas y repetitivas dando lugar a la aparición de un Trastorno Generalizado del Desarrollo con las características propias del espectro autista.

Etiología Multifactorial del Espectro Autista
(causas)

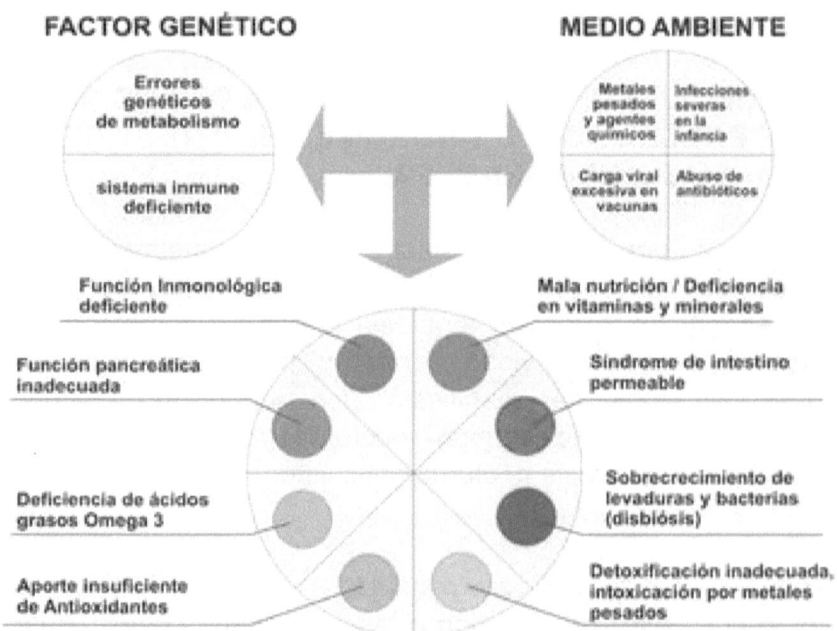

2.1.4 ALERGIAS O INTOLERANCIAS ALIMENTICIAS Y SUS ESTRAGOS EN LA CONDUCTA

Las alergias e intolerancias alimenticias son reacciones adversas a los alimentos o componentes de los alimentos que no suelen ser dañinos y que se presentan en ciertas personas después de ingerir uno o varios alimentos específicos.

La clásica alergia a un alimento es aquella en que después de ingerirlo se presenta un tipo de alteración física, que puede ir desde hinchazón, rash cutáneo, comezón, rinitis hasta una reacción anafiláctica. En estos casos los anticuerpos que reaccionan son las Inmunoglobulinas E (IgE), la respuesta es casi inmediata y puede ser diagnosticada por un alergista por medio de un estudio dérmico o por sangre.

Sin embargo existe una alergia a los alimentos retardada donde no intervienen anticuerpos IgE sino Inmunoglobulinas IgG. En estos casos los anticuerpos IgG se adhieren directamente al alergeno y al penetrar la barrera intestinal circulan formando inmunocomplejos de diferentes tamaños.

Los síntomas pueden aparecer desde las 2 horas hasta las 48 horas después de ingerido el alimento con sintomatología muy variada que afecta a todos los órganos, pueden dar migrañas, eczemas, dolor abdominal, irritabilidad, pero generalmente la respuesta es conductual: berrinches, agresividad, hiperactividad, frustración. Algunos de los signos físicos que pueden ser observados son: oídos y mejillas rojas, ojeras y bolsas en los párpados inferiores, labios hinchados, pupilas dilatadas, etc.

Existe también otro tipo de reacción contra los alimentos llamada INTOLERANCIA en donde no existe una respuesta del sistema inmunológico sino una deficiencia en la digestión del alimento por diferentes causas, principalmente una insuficiente actividad de las enzimas para desdoblarlo, o cuando existe una reacción a alguno de los aditivos utilizados en la manufactura de un alimento procesado.

La sintomatología va desde la diarrea, gases, estreñimiento, dolor abdominal. Algunos ejemplos son: intolerancia a la lactosa, la reacción a péptidos opiáceos (de leche, trigo, soya), intolerancia a la fructosa, enfermedad celiaca etc.

2.1.5 POR QUÉ MI HIJO TIENE UNA MALA CONDUCTA

Si tu niño ha sido diagnosticado como Hiperactivo o tiene Déficit de Atención y conductas autistas es muy probable que su **intestino esté muy permeable** y que adicionalmente tenga **una deficiencia de enzimas digestivas** esta condición hace que dos productos de su dieta estén perturbando su conducta.

Estos productos son la leche y el trigo, específicamente sus proteínas: en la leche **la caseína** y en el trigo **el gluten** ; ambas son causantes indirectas de gran parte de las conductas inapropiadas de nuestros hijos.

Para que las proteínas ingeridas sean saludables y sirvan al organismo es necesario que las enzimas digestivas las desdoblen hasta su mínima expresión, es decir que las conviertan en aminoácidos.

Si esto no sucede hay una división incompleta y en lugar de aminoácidos lo que tendremos como resultado son péptidos y si adicionalmente el intestino está muy permeable, estos productos mal desdoblados se escapan por los agujeros y llegan al torrente sanguíneo y se distribuyen por todo el cuerpo incluso llegan al cerebro.

Los péptidos derivados de la caseina de la leche se llaman **caseomorfinas** mientras que los péptidos derivados del gluten se llaman **glidiamorfinas.**

Estas tienen una estructura química tal que se asemejan a un opioide como la misma morfina provocando al llegar al cerebro un efecto similar al que tendrían nuestros hijos al ingerir una droga. Esto provocará una adicción a estos alimentos y conductas del espectro autista, como: aislamiento, autoestimulación, autoagresión, insensibilidad al dolor, cambios radicales de humor, movimientos repetitivos, etc.

2.1.6 ¿QUÉ DEBEMOS OBSERVAR EN NUESTROS NIÑOS PARA SABER SI HAY SIGNOS DE ALARMA?

- Hiperactividad/ Alto Nivel de Activdad
- Rabietas agresivas
- Sensibilidad al sonido
- Déficit sociales
- Perturbaciones del sueño
- Autoagresiones
- Ataques
- Comportamiento autoestimulatorio
- Adicción a ciertos alimentos
- Pobre habilidad manual
- Comportamientos obsesivos
- Falta de habla
- Falta de contacto visual
- Falta de conciencia
- Miedos irracionales
- Uso inadecuado de juguetes
- Diarreas
- Heces sueltas y pastosas con alimentos mal digeridos
- Estreñimiento
- Movimientos corporales torpes
- Agitación / Irritabilidad
- Agresión
- Poca tolerancia a la frustración

Todos estos signos variarán de un niño a otro dependiendo de la condición de permeabilidad de su intestino. Algunos niños presentan sólo ciertas de las características mencionadas y otros presentan todas.

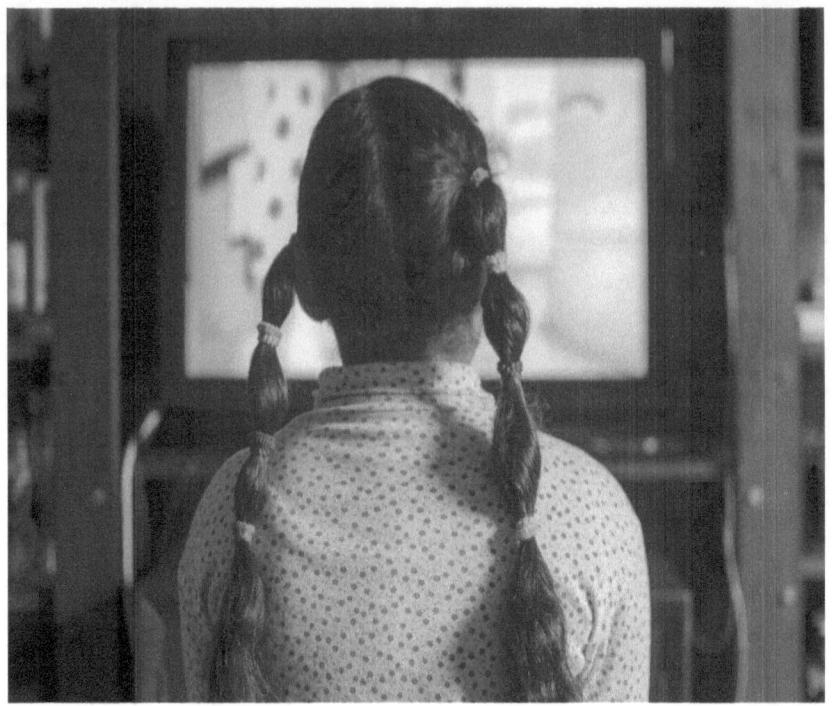

2.1.7 DIETA LIBRE DE GLUTEN Y CASEINA

Esta dieta es uno de los tratamiento más efectivos para corregir las conductas disruptivas que presente tu niño pues si se forman morfinas con los productos lácteos y el gluten, al retirarlas de la dieta se aliviaran los efectos opioides que venían desencadenando.

La nutricionista ortomolecular te guiará para que el balance alimenticio del niño sea el adecuado en todos los nutrientes que necesita para crecer. Si se retiran los lácteos y sus derivados, es posible utilizar otros sustitutos proteicos y suplementos de calcio, y si se retirara el trigo se puede usar el maiz, la kiwicha, el garbanzo, la yuca, el arroz, la quinua, la papa, el camote entre otros. Definitivamente tu hijo estará bien alimentado y adicionalmente los opioides que trastornaban su conducta no lo perturbarán más.

2.2 ¿POR QUÉ MI HIJO TIENE TEA?
(TRASTORNO DEL ESPECTRO AUTISTA)

Les recordamos que el Trastorno del Espectro Autista (TEA) abarca el Déficit de Atención, la Hiperactividad, Trastorno generalizado del Desarrollo (TGA), Asperger, Autismo.

Nuestra propuesta es llegar a fondo a las causas fundamentales del TEA, dando énfasis a su origen biológico.

Muchas veces la persona con TEA no puede usar sus dotes o talentos porque los signos y síntomas de TEA lo superan.

En gran medida, los factores causantes están en nuestro estilo de vida.

Nuestra dieta y exposición al medio ambiente. Muchos de nosotros sabemos que podríamos comer mejor. Sabemos que el aire y el agua ya no son de confiar. Sabemos que estos factores están afectando nuestra salud y si queremos podemos cambiar nuestros hábitos.

Depende de los adultos hacer los cambios necesarios para asegurar aire puro, comida nutritiva y agua pura para las futuras generaciones. Los niños lo harían si pudieran, pero no pueden, no sin nuestra completa e inmediata colaboración.

Los siguientes factores son causas del TEA (Trastorno de Especto Autista) y así comenzamos a dirigirnos en dirección correcta hacia el tratamiento.

1. Nutrición Pobre / Desconocimiento Nutricional de las Familias del Siglo XXI

   a. Baja ingesta de alimentos frescos.
   b. Tierra baja en nutrientes esenciales, por lo tanto, los alimentos frescos tienen menos valor nutritivo.
   c. Ingesta de alimentos muy procesados que contienen aditivos, preservantes, saborizantes y colorantes químicos

d. Las deficiencias de vitaminas, minerales, enzimas, aminoácidos, y ácidos grasos esenciales es peor en cada generación.

2. Contaminantes Ambientales

   a. Residuos de pesticidas e insecticidas en nuestros alimentos y en el agua.
   b. Contaminación con metales pesados del ambiente que nos rodea.
   c. Limpiadores químicos de higiene personal y del hogar y centros de trabajo.
   d. Agua potable de mala calidad.

3. Alergias del Sistema Nervioso a los alimentos y / o factores ambientales.

Algunas comienzan en el útero materno. Otras pueden pasar inadvertidas por años. La verdadera causa de esta condición es a menudo mal diagnosticada, generalmente se utilizan términos psicológicos o psiquiátricos, de esta manera la condición se maneja inapropiadamente.

Los síntomas se tratan tapándolos y suprimiéndolos con drogas, pero las causas no se identifican o se corrigen.

4. Creciente y repetido uso de Antibióticos en Bebés y Niños Pequeños.

   a. Mata la Flora Intestinal.
   b. Incentiva el sobrecrecimiento de organismos dañinos (parásitos) causando cambios físicos y mentales.

5. Desviaciones de la Columna y/ u obstrucciones del Sistema Cráneo Sacro.

Mi Hijo tiene Trastorno del Espectro Autista ¿ Por qué ?

a. A menudo la primera vértebra cervical está desviada en aquellos que sufren de TEA (Trastorno del Espectro Autista). En algunos casos esta desviación ocurre desde el nacimiento.

b. El sistema cráneo sacro está compuesto del cerebro, la médula espinal, los huesos del cráneo y de la capa protectora que envuelve. Una obstrucción en este sistema complicaría más el TEA (Trastorno del Espectro Autista)

6. La cultura tecnológica de nuestros días.

   a. Programas Violentos
   b. Adicción a los video juegos, TV y a la Computadora.
   c. Exposición desmedida al estrés electromagnético.

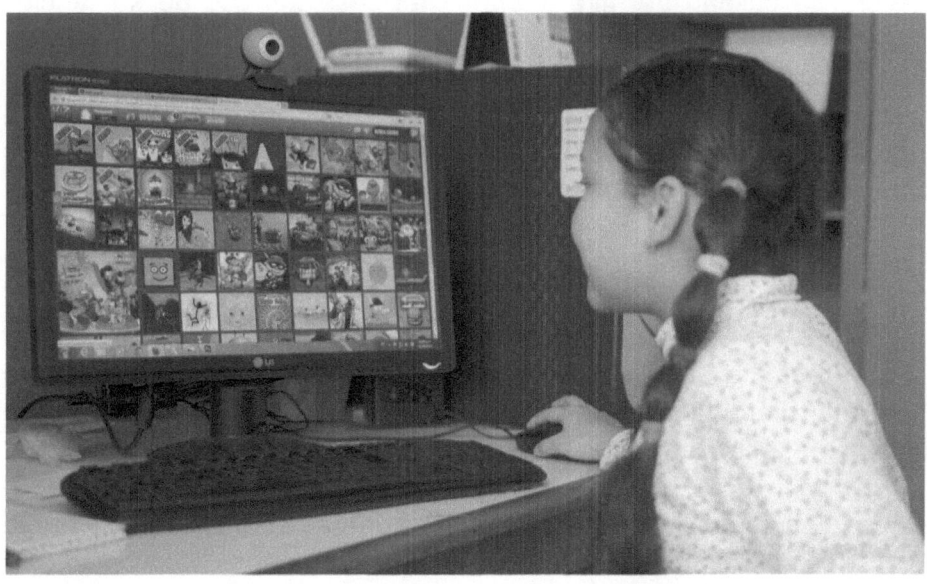

Científicos tales como William Crooke, Benjamín Feinglold, Marshall Mandell, Doris Rapp y C. Orion se han dedicado a resolver los misterios del TEA (Trastorno del Espectro Autista) y otros tratamientos sobre desordenes del comportamiento.

Cada uno de estos pioneros tiene historias exitosas que compartir sobre pacientes cuyas vidas fueron salvadas del TEA (Trastorno del Espectro Autista), haciendo cambios en la dieta y añadiendo nutrientes.

Los síntomas del TEA (Trastorno del Espectro Autista) se pueden desencadenan por alergénicos a los alimentos y esta situación se manifiesta con dificultades para concentrarse, falta de equilibrio, enuresis, un alto o bajo nivel de actividad, retraso de lenguaje, etc.

Cuando esto sucede los padres inmediatamente recurren a la psicología o la psiquiatría, desviando el origen orgánico del padecimiento.

La solución puede ser más simple, como un cambio en la dieta, mejorar la calidad del aire interior o el cese del uso de sustancias nocivas.

Debemos ser buenos detectives e ir reuniendo información poco a poco. Aprenderemos a observar signos y síntomas en nuestros niños como una fuente practica de conocimiento.

Por ejemplo, en los años de 1930 el gobierno de EEUU sabía que el 99% de la gente de esa época era deficiente en minerales.

Los síntomas de deficiencia de minerales son disfunción del sistema nervioso, pérdida de la memoria, depresión y estado de ánimo cambiante, esto variara de una persona a otra.

La deficiencia de minerales puede ser heredad y puede manifestarse de forma diferente en cada uno de los hermanos. Muchos de los diagnósticos de TEA (Trastornos de Espectro Autista) son deficiencias de estas sustancias.

Los minerales determinan la habilidad del cuerpo para utilizar los aminoácidos disponibles que a su vez regulan los niveles neurotransmisores, especialmente la serotonina.

Un Neurotransmisor es el lenguaje químico que se envía entre las células del cerebro humano y los neurotransmisores son responsables del comportamiento y aprendizaje. La deficiencia de neurotransmisores tiene un dramático efecto en la habilidad de los niños y adultos para aprender y actuar disciplinadamente.

¿Cómo buscamos pistas a Nivel Celular?

En el TEA (Trastorno del Espectro Autista) las palabras claves son: neurotransmisores, serotonina, B6, proteína, triptófano, aminoácidos, insulina, calcio y magnesio.

La gente con TEA (Trastorno del Espectro Autista) ha mostrado mejoría cuando se han elevado sus niveles de serotonina. La B6 es absolutamente necesaria para formar la serotonina al igual que el triptófano, que es un aminoácido que se adquiere del buen desdoblamiento de la proteína, siempre y cuando la función digestiva sea la adecuada.

Mucha niños con TEA (Trastorno del Espectro Autista) mejora la digestión de la proteína en sus dietas.

El TDA, TDA/H, Asperger y Autismo ya no son enfermedades de origen desconocido, niños y adultos son tratados con éxito mediante la Nutrición Ortomolecular (Uso de nutrientes específicos hasta lograr el equilibrio metabólico).

Lo que se debe revisar es el uso indiscriminado de drogas para modificar el comportamiento. Todo padre debe preguntar e investigar sobre las consecuencias a largo plazo de este tipo de medicación.

2.3 HACIA UN CAMBIO DE DIETA

Es difícil decir, "Esta es la dieta correcta para una persona y esa es incorrecta".

Realmente debemos referirnos a una Intervención Nutricional y no a una dieta.

Lo que se necesita, en muchos casos, es una Intervención Nutricional personalizada basada en una investigación de causa y efecto de las sensibilidades especificas de cada persona.

La respuesta que se obtenga a la pregunta de ¿Qué comer? será totalmente personal.

En este largo camino, siempre y cuando no deserte, usted encontrará las respuestas que ha estado buscando. Porque es a través del cambio nutricional, donde se mediará cada alimento en relación a la individualidad bioquímica de cada niño.

El manejo de de los TEA (Trastorno del Espectro Autista) varia tanto como las personas que lo padecen. Sin embargo, los fundamentos son los mismos: dieta libre de alergénicos, intervención nutricional a través de suplementos apropiados, acceso saludable a alimentos, desintoxicación, deporte disciplinado y Terapia Ocupacional haciendo uso de la metodología de Integración Sensorial.

Un cambio en la dieta puede definitivamente en la mayoría de los casos.

Para saber qué alimentos están causando el problema puede ser necesario tomar en consideración uno o más de los siguientes pasos.

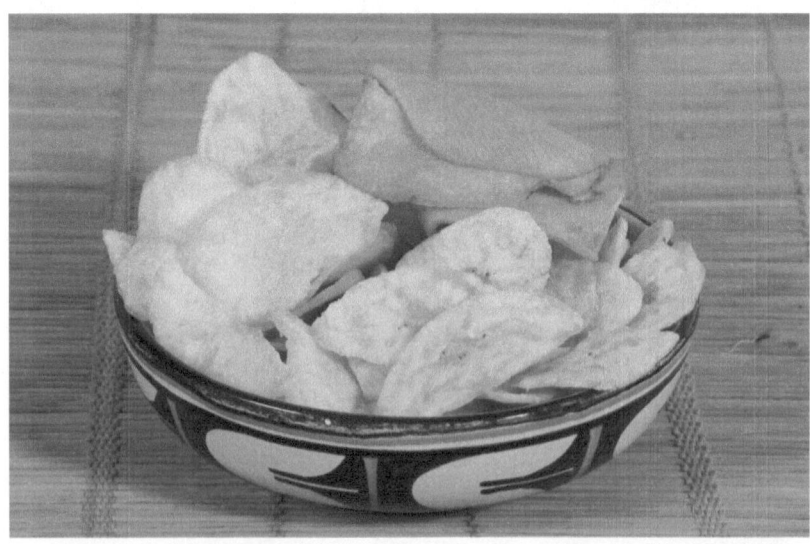

Mi Hijo tiene Trastorno del Espectro Autista ¿ Por qué ?

1. Usar una dieta rotativa.
2. Hacer pruebas de laboratorio para detectar alergias.
3. Practicar una buena combinación de alimentos.
4. Ver un especialista en Nutrición Ortomolecular para el TEA (Trastorno del Espectro Autista).
5. El Dr. Benjamín Feingold fue el primero en hacer popular una dieta especial para niños con un alto nivel de actividad (hiperactividad) y comportamiento agresivo. La dieta Feingold todavía es usada por algunos hoy día. Esta dieta prohíbe el uso de colorantes sintéticos (artificiales), saborizantes y preservantes y todo alimento que contenga salicilatos:

Almendras, manzanas (también sidra o vinagre de cidra),albaricoques, todas las

- Bayas (uva, tomate, naranja, limón, palta, caqui, berenjena, guayaba, pimiento, etc.).
- Cerezas,
- Clavo de olor.
- Pepino
- Pickles,
- Grosellas,
- Pasas,
- Vino y vinagre de vino,
- Nectarinos (abridor),
- Duraznos,
- Chili,
- Ciruelas,
- Ciruelas pasas (guindón),
- Tangerinos,
- Papas
- Té
- Café

El Dr. Feingold también percibió que el colorante amarillo N°5 causaba síntomas en algunos niños y descubrió que algunos de ellos reaccionaban a la aspirina que es un compuesto de salicilato. Pero cada colorante tiene una estructura química diferente y un niño puede reaccionar a algunos pero no necesariamente a todos.

El Dr. C, Orian Truss, fue otro pionero en el ámbito de los cambios nutricionales y los problemas de comportamiento, Truss hizo una investigación original sobre la Cándida Albicans, (Hongo parasitario en los intestinas), que causa problemas a muchos de los niños con TEA (Trastorno del Espectro Autista).

La cándida es un problema cuando se encuentra en exceso en los tractos intestinal, vaginal y / o respiratorio.

Esto sucede como resultado de tomar antibióticos con cierta frecuencia, por un estrés prolongado, una dieta pobre y/o mala absorción nutricional. Los antibióticos matan la flora intestinal dando la oportunidad a la cándida para que se desarrolle. Al comer alimentos como Chucrut (col fermentada) y kefir, que contiene cultivos "vivos" (probióticos) se restablece la bacteria "amigable" que necesitamos para estar saludables. Al comer regularmente estos alimentos contribuimos a una buena salud.

La "buena" flora incluye a: Bifidobacteria, L. Acidophilus, L. Rhamnosus y L. Salivarius. Estos microorganismos constituyen una parte integral de la ecología gastrointestinal saludable.

Los organismos cándida (hongos) "adoran" el azúcar, carbohidratos refinados.

Para hacer frente a este mal se eliminan alimentos procesados, productos con harina blanca, pan con levadura, bebidas gaseosas, jugo de fruta envasados, fideos de trigo y todos los productos lácteos.

Posiblemente también requiera tomar medicina para la cándida y tratamientos para la alergia, dependiendo de la severidad del caso. También es beneficioso tomar un suplemento probiótico de varios cultivos.

Mucha gente con TEA (Trastorno del Espectro Autista) se benefician tomando suplementos probióticos tengan o NO un problema obvio de cándida.

En The Missing Diagnosis (El Diagnostico Perdido) el Dr. Truss explica que los síntomas del alto crecimiento de cándida se diagnostica equivocadamente como desórdenes psicológicos o psiquiátricos El Dr. Truss dice, le pueden decir que Ud. es neurótico, pero Ud. sufre de:

- Depresión,
- Ansiedad,
- Irritabilidad Irracional,
- Pérdida de confianza en sí mismo,
- Incapacidad para competir,
- Letargo,
- Síntomas de sensibilidad por contacto con alimentos u olores químicos.

En los niños podemos observar
- Signos de hiperactividad (Alto nivel de actividad)
- Irritabilidad,
- Problemas de aprendizaje,
- Frecuentes infecciones en el oído,
- Inapetencia,
- Sueño irregular.

Para descubrir qué alimentos en particular pueden estar causándole problemas a Ud. o a su niño, puede seguir una Dieta de Eliminación.

Esta dieta consiste en el retiro del alimento durante 7 a 10 días y observar cambios en la conducta signos y síntomas fisiológicos.

Entonces las instrucciones serán:

1. Ponga a prueba un alimento a la vez.
2. Coma el alimento un día y espere cinco a siete días antes de volverlo a comer.
3. El día en que se reintroduce el alimento no coma alimento alguno por lo menos por una hora después de despertarse. Luego sólo coma el alimento que está a prueba.
4. Anote cada uno de las reacciones. Escriba todo en un cuaderno.

Actualmente se brindan análisis de alergias alimentarias IgG, que permiten identificar en sangre el alimento que causa los trastornos, esta prueba de laboratorio ofrece la posibilidad de medir reacciones hasta por 93 alimentos.

Hay una diferencia bioquímica para los que padecen TEA (Trastornos del espectro Autista)y es que se "oxidan rápidamente". Estas personas no deben comer dulces ni carbohidratos simples En su lugar deben comer proteínas, vegetales y grasas de buena calidad. Estos alimentos ayudan a nivel celular a eliminar los problemas de azúcar en la sangre, los cuales causan un comportamiento errático y cambios de humor.

Lamentablemente en estos tiempos, nuestra dieta es demasiado alta en azúcares refinados, aditivos, y preservantes que agudizan el problema.

El alto nivel de actividad, llamado comportamiento hiperactivo se manifiesta entre otras cosas, cuando los niveles de azúcar se elevan rápidamente después de la ingesta de estos alimentos. Cuando los niveles de azúcar están altos, el cuerpo libera insulina. Esto radicalmente baja el azúcar en la sangre obliga al cuerpo a producir adrenalina.

El resultado es un comportamiento hiperquinético, confusión mental, irritabilidad, ansiedad, nerviosismo y violencia.

¿Qué ingredientes en sus alimentos hacen estragos en su organismo y agraven sus síntomas?

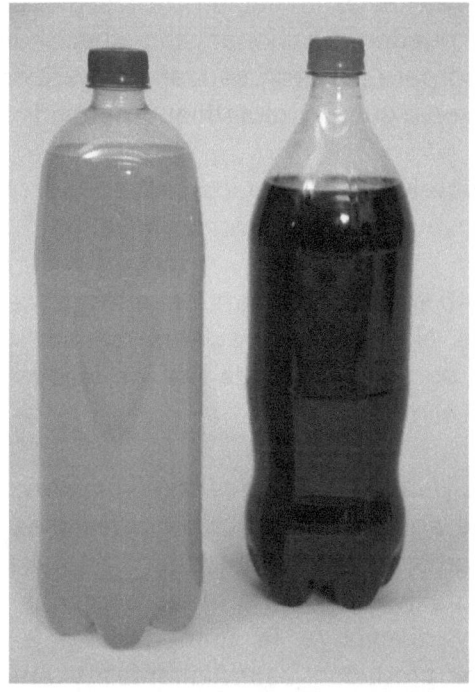

BHT/BHA, Etohxiquin (Preservante E 324), Colorantes artificiales, Propylene glycol. Sodium, nitrite, EDTA, MSG, Nutrasweet y Polyvinyl chloride, estos son químicos que deben evitarse.

Más de 2,000 aditivos se usan en los alimentos, para hacerlos más atractivos, para mejorar su sabor, para que duren más en los estantes y así ahorrar el dinero de los productores.

Muchos de estos aditivos dañinos pueden desatar problemas de conducta o causar un trastorno en el sistema inmunológico y aún más hoy en día complicar el diagnóstico del TEA (Trastorno del Espectro Autista).

BHT/ BHA, estos productos derivados del petróleo se usan para estabilizar las grasas en los alimentos, en el proceso de metabolizar el BHA y BHT ocurren cambios químicos en el cuerpo, como la inhibición de la estimulación de los globulos blancos en la sangre. Tambien pueden ocasionar ampollas, hemorragias ocular, debilidad, dificultad para respirar, cáncer y la reducción de la enzima antioxidante del propio cuerpo, glutathione peroxidase.

Colorantes Artificiales: aproximadamente 95% de los colorantes artificiales son derivados de alquitrán de hulla.

- El rojo N° 40 es probablemente el más cancerígeno.
- El amarillo N°6 causa creciente sensibilidad a virus. Los colorantes son almacenados por los tejidos del cuerpo y son difíciles de eliminar.

Propyline Glicol: Usado en líquidos descongelantes de aviones, es un químico que se agrega a productos comestibles y cremas para la piel, para mantener la textura y humedad y así evitar las bacterias en el producto. Este aditivo no deja que las bacterias "buenas" crezcan en su intestino y disminuye la humedad en el tracto intestinal, consecuentemente producen estreñimientos y enfermedades en el colon.

Sodium Nitrite. Usado para curar carnes. Esta sustancia participa en una reacción química en el cuerpo que puede ser cancerígena.

EDTA: Esta sustancia se usa para prevenir que los productos grasos y aceitosos se pongan rancios y también para evitar que las frutas y vegetales se pongan marrones.

Cuando se encuentran en exceso pueden causar daño a los riñones y un desequilibrio en el calcio.

El exceso también puede ocultar ciertas deficiencias vitamínicas.
la extremidades.

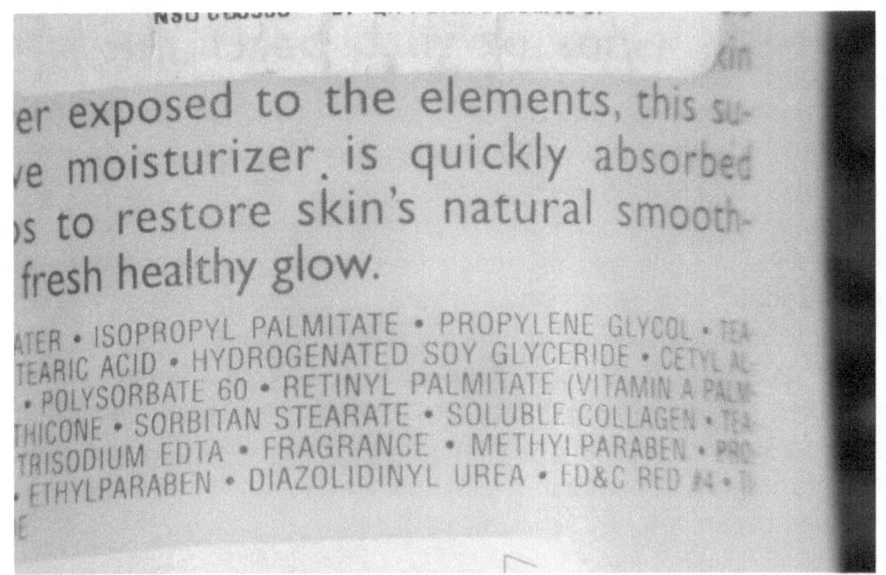

MSG: Glutamato Monosódico: Mucha personas ya son consientes delos posibles daños de MSG y piden que se elimine de las comidas de losrestaurantes. Se ha encontrado que MSG daña la retina de las ratas bebés y destruyen las células nerviosas de una zona en el cerebro conocida como hipotálamo. Algunos humanos que reacciona al MSG manifiestan dolores de cabeza opresión en pecho y sensación de ardor en

Algunas fuentes no muy evidentes de MSG se pueden encontrar en la Proteína hidrolizada, caseinato de sodio o caseinato de calcio, extracto de levadura y gelatina.

Nutrasweet (Aspartame) Este popular sustituto de azúcar puede tener efectos muy adversos en el cuerpo humano. Se ha informado que causa dolores de cabeza recurrentes, aberraciones mentales, ataques, tendencias suicidas, desordenes del comportamientos, defectos de nacimientos, lesiones a la piel y problemas en la vejiga urinaria. La "resaca" de nutrasweet puede consistir de malestares, náusea, dolores de cabeza, mareos, problemas en la visión y convulsiones.

Insecticidas y Pesticidas: Lo conveniente para mantener una dieta saludable es evitar pesticidas e insecticidas. Estos peligros se encuentran en todas partes. Los pesticidas domésticos son tan letales como aquellos usados en la agricultura. Ellos alteran nuestra condición biológica, produciendo mutaciones animales y de aves y contribuyendo a la muerte del planeta.

Los pesticidas pueden provocar problemas de comportamientos en personas con sensibilidad a los químicos y pueden afectar directamente el sistema nervioso central. Una lista de frutas y vegetales que son más susceptibles a la contaminación por pesticidas (en orden de mayor a menor riesgo de contaminación) son: fresas, pimientos, (verde y rojo), espinaca, cerezas, duraznos, melón, apio, manzanas, albaricoques, frijoles verdes, uvas, pepinillos, Use alimentos orgánicos.

La pregunta de qué debemos comer se responde mejor individualmente. Básicamente queremos que usted coma alimentos "verdaderos" en su forma natural en lo posible – menos aquellos que usted ha verificado que le caen mal.- Queremos que usted y sus niños estén bien y vivan una larga y saludable vida.

Los alimentos que come y todo lo que entre en su cuerpo incluyendo sus pensamientos, juegan un papel importante. Tome nota de lo que es importante. Reconsidere sus prioridades.

CAPÍTULO III

ALERGIAS ALIMENTARIAS DE APARICIÓN TARDIA IgG

Prueba completa de alergias alimenticas · IgG

Lácteos		Arroz	3.03
Caseína	7.60	Centeno	3.08
Queso	4.97	Sorgo	4.83
Queso de cabra	2.63	Gluten de trigo	3.77
Leche	5.13	Trigo	4.03
Mozzarella	4.93	**Pescado**	
Suero de leche	4.73	Bacalao	1.16
Yogur	8.44	Cangrejo	1.25
Frijoles y guisantes		Fletán	0.90
Garbanzo	1.28	Langosta	1.52
Judías verdes, ejotes	3.40	Salmón	0.85
Frijol, habichuela	1.32	Sardina	1.06
Haba	1.64	Camarón	1.27
Guisante, chícharo	1.72	Atún	1.89
Frijol pinto	1.57	**Carne, aves**	
Frijol de soya	1.86	Carne de res	0.87
Frutas		Pollo	1.04
Manzana	2.31	Blanco de huevo	4.41
Albaricoque, damasco	2.31	Yema de huevo	5.58
Banana, plátano	4.26	Cordero	1.17
Mora azul	1.27	Cerdo	1.16
Coco	1.62	Pavo	1.83
Arándano agrio	1.03	**Nuez**	
Uva	1.81	Almendras	3.93
Toronja, pomelo	2.12	Anacardo	1.65
Limón	2.36	Avellana	1.46
Naranja	1.60	Maní, cacahuate	1.48
Papaya	3.10	Nuez	1.73
Durazno, melocotón	2.10	Pistaches	2.20
Pera	1.88	Ajonjolí	2.07
Piña, ananás	1.84	Girasol	2.47
Ciruela	1.19	Nuez de Castilla	2.21
Fresa, frutilla	1.49	**Verduras**	
Sandía	2.87	Espárrago	3.30
Granos y legumbres		Aguacate	4.40
Cebada	2.94	Brócoli	2.05
Alforfón, trigo moro	2.15	Remolacha, betabel	1.28
Maíz	2.15	Repollo	2.68
Lino	1.97	Zanahoria	3.30
Gliadina	2.33	Apio	2.28
Lenteja	1.33	Berenjena	2.31
Mijo	1.65	Pimentón (ají) verde	3.45
Avena	1.81	Lechuga	1.35

Testing performed by The Great Plains Laboratory, Inc., Lenexa, Kansas. The Great Plains Laboratory has developed and determined the performance characteristics of this test. This test has not been evaluated by the U.S. Food and Drug Administration.

Page 1 of 2

3. ALERGIAS ALIMENTARIAS DE APARICIÓN TARDIA IgG

Las reacciones alérgicas mediadas por IgG son mucho más comunes que las de tipo IgE tanto en niños como en adultos, llegando a afectar incluso a una de cada tres personas y entre quienes sufren de afecciones crónicas que no responden a la medicina convencional hasta en un 70%.

También conocidas como alergias tipo 3, se producen cuando el sistema inmunológico propio crea un exceso de aticuerpos IgG ante un alergeno alimentario específico. Los anticuerpos en lugar de atacar a los mastocitos como son homónimos de la IgE se adhieren directamente a las partículas alimentarias que entran en la corriente sanguínea provocando complejos inmunológicos.

Cuanto más complejos haya flotando en la sangre, más al borde se encontrará el sistema inmunológico que enviará fagocitos a devorar los complejos. Básicamente el sistema inmunológico entrará poco a poco en alerta roja.

Este proceso requiere tiempo y es por ello que los síntomas mediados por la IgG se retrasan y aparecen entre dos horas y varios días después de consumirse el alergeno.

Estas reacciones tardías pueden implicar a casi cualquier órgano o tejido del cuerpo humano.

3.1 ¿POR QUÉ SE DESARROLLAN LAS ALERGIAS Y CÓMO PREVENIRLAS?

La buena noticia es que puedes superar las alergias con IgG y nuestro sistema inmunológico puede olvidar las sensibilidades IgG. Si evitas un alimento al que en la actualidad tengas una sensibilidad de la IgG durante tres o cuatro meses ya no te quedarán anticuerpos IgG a ese alimento y las células inmunológicas que están fabricando esos anticuerpos específicos parecerán perder interés por hacerlo con el tiempo. Esto significa que ya no volverás a reaccionar cuando vuelvas a introducir la sustancia.

¿Por qué nó? Porque las células inmunológicas que producen anticuerpos IgG no transmiten sus recuerdos a la siguiente generación de células. Se olvidan.

Así hay ciertas cosas que ya puedes hacer para reducir tu sensibilidad a los alergénos alimenticios. La forma de invertir esas alergias se explica mejor viendo en primer lugar cómo las desarrollamos.

3.2 FACTORES QUE AUMENTAN LAS PROBABILIDADES DE DESARROLLAR ALERGIAS IGG.

1. Una mayor porosidad intestinal
2. Malas digestiones
3. Disbiosis (falta de flora buena en el aparato digestivo)
4. Falta de nutrientes debido a una dieta pobre.
5. Falta de lactancia materna.
6. Uso de antiácidos y antibióticos.
7. Tener un progenitor alérgico.
8. Los antiinflamatorios no esteroides (AINES).
9. Beber alcohol.

3.3 LOS PRINCIPALES PROMOTORES DE LAS ALERGIAS ALIMENTARIAS

¿Tiene el síndrome del intestino poroso?

Un punto obvio con el que debemos comenzar a estudiar la verdadera causa de las alergias es el aparato digestivo.

Después de todo su recubrimiento es el primer punto de contacto entre los alimentos y el sistema inmunológico.

¿Sabías que se calcula que sólo el recubrimiento intestinal contiene más células inmunológicas y produce más anticuerpos que cualquier órgano del cuerpo? No resulta demasiado sorprendente por tanto que el recubrimiento intestinal y sistema inmunológico actúen como barrera de defensa crucial contra los alérgenos y las infecciones.

Habitualmente, el recubrimiento interno del intestino delgado actúa como barrera selectiva contra el entorno interno, evitando la entrada de toxinas posiblemente dañinas, de microbio y de alimentos no digeridos por completo desde el aparato digestivo al torrente sanguíneo.

Simultáneamente ese recubrimiento permite el paso selectivo de importantes vitaminas, minerales, aminoácidos, ácidos grasos esenciales y otros nutrientes. Permite que las proteínas de los alimentos bien digeridos, los hidratos de carbono y las grasas penetren con facilidad en el torrente sanguíneo.

Los problemas comienzan cuando ese recubrimiento se vuelve permeable o muy poroso. Las partículas de comida pueden introducirse en la sangre y el sistema inmunológico verse expuesto a las proteínas que no están incluidas en la lista de invitados, (por decirlo de alguna manera) y provocarán una reacción alérgica.

Las investigaciones recientes demuestran que las personas que sufren de alergias alimentarias tienden a presentar paredes intestinales porosas. Eso podría explicar porqué los alimentos que se consumen con frecuencia son la causa más probable de esas reacciones.

Hay muchos motivos por los que nuestra dieta moderna puede provocar intestinos porosos. El consumo de alcohol, el uso frecuente de analgésicos como la aspirina, los antibióticos, la falta de ácidos grasos esenciales o las infecciones gastrointestinales o las invasiones (como la candidiasis) son algunos de los posibles factores que contribuyen hoy en día, al síndrome del intestino poroso.

Una falta de nutrientes, claves como la glutamina, la vitamina A, las grasas esenciales y el zinc también puede producir porosidad.

3.4 TU ERES LO QUE CONSUMES

Los alergenos alimenticios también tienden a pasar al aparato digestivo sin digerir. Esto se debe a que la tendencia natural del aparato digestivo consiste en rechazar cualquier sustancia que considere dañina o tóxica, para intentar a menudo con éxito eliminar el alimento antes de que pueda penetrar en el torrente sanguíneo. El alimento sale en las heces parcialmente digerido y con él se van los nutrientes.

Desarrollar alergias alimentarias es todavía más probable en aquellas personas que no producen suficientes enzimas digestivas.

Cada día liberamos la increíble cantidad de diez litros de jugos gástricos especialmente cargados de enzimas digestivas, al estomago e intestinos.

Gran parte de esos fluidos se reabsorben, pero si careces de enzimas, grandes moléculas de alimentos sin digerir alcanzarán las paredes del intestino.

De esta manera los suplementos de enzimas digestivas pueden provocar unos efectos increíbles en la reducción del potencial alérgico.

Los suplementos de zinc también pueden resultar útiles puesto que la deficiencia en este mineral es extremadamente común entre las personas alérgicas. El zinc no sólo resulta necesario para digerir las proteínas sino para producir ácido clorhídrico estomacal en el estómago puesto que si no tienes suficiente ácido no se puede digerir nada.

3.5 LAS BACTERIAS BUENAS

"LA HISTORIA INTERIOR"

En el intestino existe un mundo de bacterias amigas y enemigas, ellas mantienen un minucioso equilibrio. Las ciento ochenta cepas de bacterias amigas que fomentan la salud se llaman probióticas.

Incluyen por lo menos nueve cepas de bífido bacterias y sesenta y cuatro de bacterias lactobacillus. Las bacterias probióticas producen muchos beneficios científicamente demostrados:

1. Evitar y tratar alergias alimentarias
2. Aliviar inflamaciones intestinales
3. Prevenir la porosidad y una permeabilidad intestinal anormal.
4. Prevenir e invertir las diarreas provocadas por los antibióticos, alergias alimentarias, infecciones.
5. Suprimir la producción de anticuerpos IgE
6. Proteger contra o reducir las infecciones por levadura cándida.

Sin embargo mucho depende del equilibrio entre los probióticos y las bacterias malas en los intestinos. Si se nos expuso a los alimentos equivocados a una edad temprana o tuvimos una dieta pobremente nutritiva siendo niños o adultos, tal vez con demasiado consumo de azúcar o alcohol, si hemos abusado de los antibióticos y otros medicamentos con receta, es muy probable que presentemos una falta de bacterias probióticas que permitan la entrada y el dominio de los microbios que provocan las enfermedades.

Como resultado, nuestro tubo digestivo puede mostrarse predispuesto a las inflamaciones, quedando más poroso y afectando la digestión.

Los suplementos probióticos nos pueden ayudar a invertir este desequilibrio. Un estudio finlandés descubrió que los lactantes que padecían eccema y alergia a la leche mejoraban de forma significativa cuando se administraba suplementos de bacterias probióticas a sus madres.

El informe terminaba diciendo:

Al aliviar la inflamación intestinal, los suplementos probióticos pueden actuar como una útil herramienta en el tratamiento de las alergias alimentarias.

3.6. LOS ANTIACIDOS Y LOS ANTIBIÓTICOS Y SUS CONSECUENCIAS

Un nuevo estudio realizado por investigadores austriacos indica que el uso frecuente de antiácidos podría provocar alergias alimentarias.

El estudio dirigido por la catedrática Erika Jesen Jarolim de la Universidad de Viena analizó aproximadamente a trescientas personas y descubrió que quienes recibían pastillas contra el ácido comenzaban a desarrollar síntomas de alergias alimentarias, provocándose así la penetración de los alimentos en los intestinos antes de estar del todo digeridos.

Se encontró un efecto similar en niños a quienes se les había administrado antibióticos a una edad muy temprana. Los investigadores del Hospital Henry Ford de Detroit encontraron que los niños que reciben antibióticos durante los primeros seis meses de vida aumentan de manera significativa su riesgo de desarrollar alergias.

Los científicos de Detroit también descubrieron que al comparar a esos niños con otros a los que no se les habían administrado antibióticos en esa etapa inicial de sus vidas, mostraron en que los primeros tenían casi el doble de probabilidades de desarrollar asma, alergias a los animales, a la hierba y a los ácaros, antes de cumplir los 7 años.

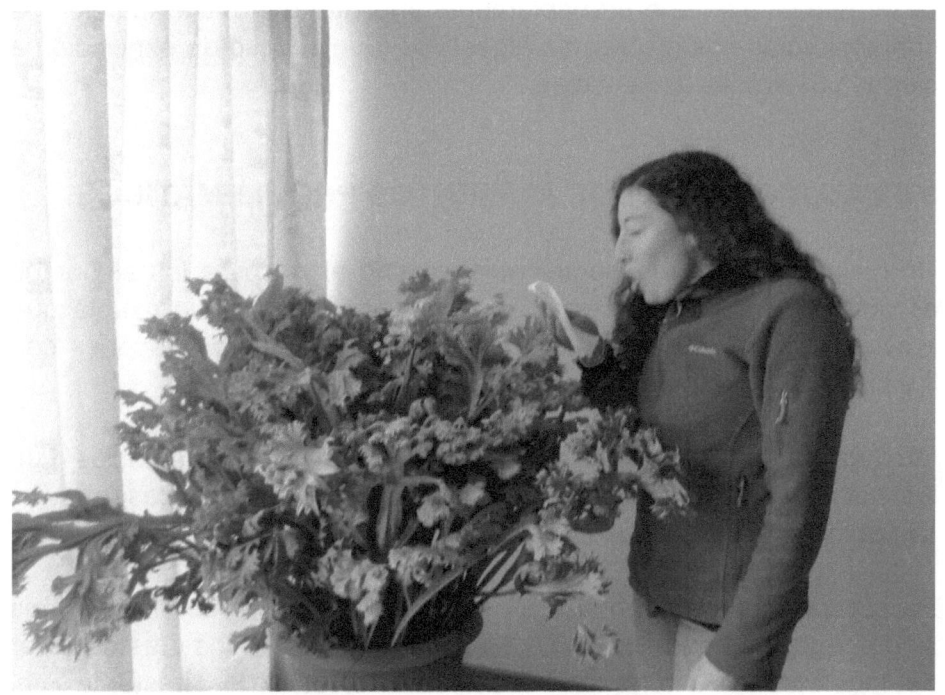

3.7 LAS REACCIONES CRUZADAS CUANDO LAS SENSIBILIDADES SE UNEN

Otro contribuyente a las sensibilidades alimentarias es la exposición a los alergenos que flotan en nuestro entorno. Por ejemplo se sabe con certeza que cuando hay elevado contenido de polen en el aire, más personas sufren de fiebre del heno en áreas contaminadas que en zonas rurales, a pesar de que la carga polínica en las áreas urbanas sea menor.

Se cree que estar expuestos a los aires de los tubos de escape sensibiliza más a los alérgicos al polen. Se desconoce si se debe a que el sistema inmunológico está debilitado por tener que luchar contra la contaminación y es por tanto menos capaz de enfrentarse al ataque adicional del polen o si es por algún tipo de reacción cruzada.

La opinión que se está extendiendo y que comparten cada vez más especialistas en alergias a los alimentos son un fenómeno de factores múltiples que probablemente implique una mala nutrición, la contaminación, los problemas digestivos y un exceso de exposición a ciertas sustancias alimenticias.

3.8 LA ADICCION A LOS ALIMENTOS PROBLEMATICOS.

Un hallazgo interesante entre quienes son alérgicos a los alimentos es que con frecuencia sienten adicción por la sustancia exacta que provoca la sensibilidad. Esto puede acabar causando atracones con los alimentos que más daño les hace.

Muchas personas describen estos alimentos como sustancias que les hacen sentir drogadas o adormiladas. En algunos casos estos alimentos inducen un suave estado de euforia.

Parece ser que los alimentos que no nos sientan bien son los mismos sin los que "no podemos vivir". Y en los primeros pocos días de dejar de ingerirlos de hecho podemos llegar a sentirnos bastante mal antes de empezar a mejorar. (como el período de abstinencia que experimentan los alcohólicos y drogadictos).

3.9 INVERTIR ALERGIAS ALIMENTARIAS

Reglas de oro:

- Evitar a lo que eres alérgico.
- Curar el aparato digestivo

CURAR EL APARATO DIGESTIVO

Existen diversos motivos que pueden provocar que una persona desarrolle alergias.

Hemos investigado varias de ellas:

- La falta de enzimas digestivas,
- Los intestinos permeables,

- La exposición frecuente a alimentos que contengan productos químicos irritante,
- Una deficiencia inmunológica que provoque la hipersensibilidad del sistema inmunológico.

Puedes hacer muchas cosas para que tu aparato digestivo y tu sistema inmunológico se calmen y se reduzca todo tu potencial alérgico:

• Consumir complejos enzimáticos digestivos (lipasas, amilasas y proteasas) que ayudan a digerir la grasa, las proteínas y los hidratos de carbono. Puesto que el ácido del estómago y las enzimas que digieren las proteínas se basan en el zinc y en la vitamina B6, merec la pena tomar dichos suplementos.

• Las membranas celulosas están formadas por compuestos parecidos a la grasa y hay un ácido graso (el ácido butírico) que ayuda a cicatrizar las paredes intestinales.

• La dosis diaria ideal es de 1,200 mg., la Vitamina A también resulta fundamental para la salud de cualquier membrana mucosa incluyendo la pared intestinal, el consumir 5gr. de glutamina en polvo disuelta en agua resulta muy útil para ayudar a curar los intestinos.

• Las bacterias beneficiosas como el lactobacillus acidophillus o la bifidobacteria también pueden ayudar a calmar el aparato digestivo.

• Mejorar el sistema inmunológico reduce cualquier hipersensibilidad que haya desarrollado. Los nutrientes y alimentos antioxidantes como la vitamina A, las vitaminas B, el Zinc y el Selenio nos ayudan a hacerlo.

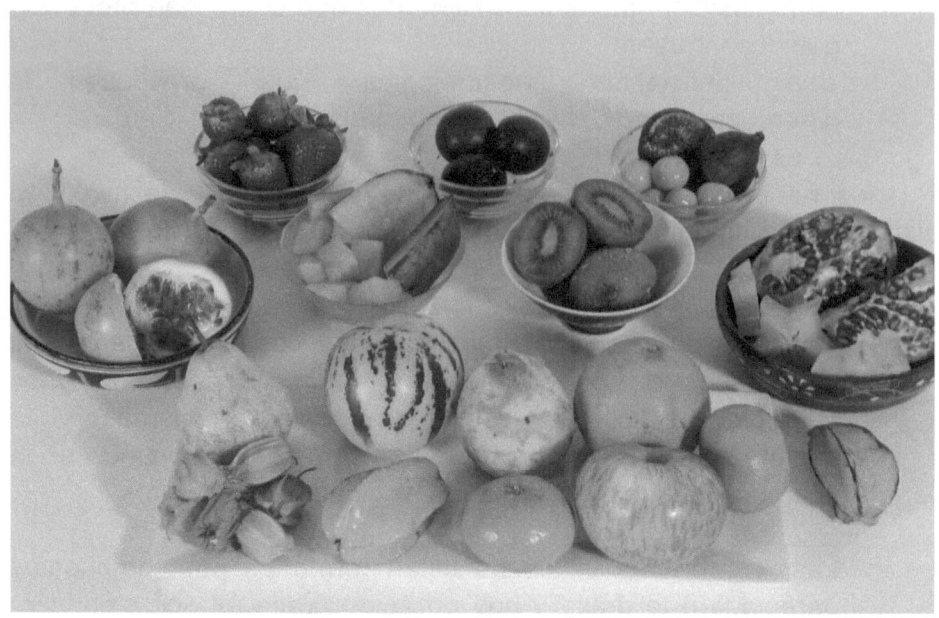

3.10 LA FUENTE DE LA SALUD LAS FRUTAS Y LAS VERDURAS

Cuanto más **fruta y verdura** consumas, más bajo será tu riesgo de padecer alergias. Se ha demostrado que las manzanas, el kiwi y las naranjas en particular reducen la incidencia de los síntomas asmáticos. Las manzanas tienen un contenido especialmente alto de quercetina (flavonoides antioxidante).

Tanto las frutas como las verduras tienen un alto contenido de nutrientes antioxidantes que ayudan a calmar las reacciones alérgicas.

Las cebollas y el ajo contienen los aminoácidos cisteina y metionina, ricos en azufre que ayudan a reducir el potencial alérgico. Lo mejor es consumir productos ecológicos no solo porque se ingieren más nutrientes sino porque así no estamos expuestos a una amplia variedad de productos químicos tóxicos.

Las Grasas Esenciales OMEGA 3

Durante los últimos treinta años se ha producido un aumento dramático en la prevalencia del asma, el eccema, la otitis media, los diversos trastornos de desarrollo del TEA (Trastornos de Espectro Autista (TDA, TDHA, Asperger, TGD, Autismo), la rinitis alérgica y de otras muchas afecciones relacionadas con las alergias.

Además de ese aumento en las alergias se ha reducido la cantidad de ácidos grasos omega 3 que consumimos en nuestra dieta. Los omegas 3 son ácidos grasos esenciales que se encuentran de forma más abundante en los pescados grasos y en las semillas de lino, en la linaza son un verdadero pilar y protegen nuestras células, fomentan la salud cerebral, equilibran nuestras hormonas y reducen la inflamación.

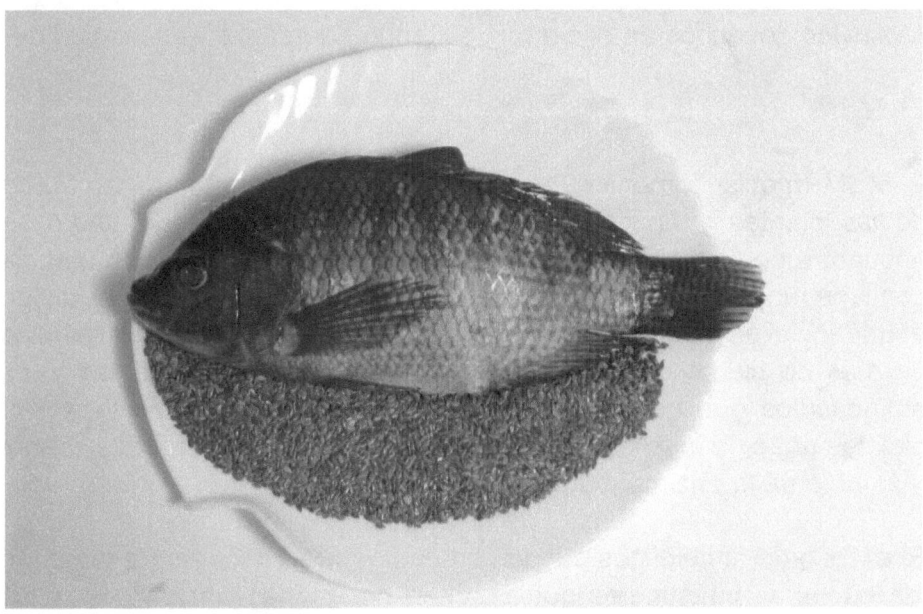

El desequilibrio de consumir más omega 6 que omega 3 también es poco saludable, porque puede llevarnos a un exceso de producción de prostaglandinas inflamatorias, que nos hacen más propensos a las inflamaciones crónicas y a las alergias.

Las semillas de linaza y su aceite son una opción de omega 3 excelente. Hipócrates, el médico de la antigua Grecia y padre de la medicina escribió acerca del uso de la linaza para aliviar los dolores abdominales. Carlo Magno, el mayor de todos los reyes medievales consideraba que la linaza era tan sana, que aprobó leyes que exigían su consumo.

Además de su alto contenido en omega 3, la linaza también es muy rica en fibra y lignanos. Las semillas de lino contienen fibra tanto soluble como no soluble (alrededor de 28 gr. de fibra total por cada 100 gramos de semilla de lino). Aproximadamente una tercera parte de la fibra es soluble. Hay estudios que han descubierto nos puede ayudar a bajar el colesterol y a regular el azúcar en la sangre.

Los otros dos tercios de la fibra de la linaza son insolubles, lo que ayuda a la digestión porque aumenta la masa y reduce el tiempo que pasan los desechos en el cuerpo, evitando además el estreñimiento.

EL MSM

El MSM (metilsulfomenilmetano) es un componente natural no tóxico de las plantas y animales que nos comemos y que por tanto se encuentra con frecuencia en la leche materna. Esta molécula mágica contiene una forma muy utilizable de azufre, el cuarto mineral en abundancia en el cuerpo humano y parte de la constitución química de más de ciento cincuenta compuestos. (todas las proteínas y los aminoácidos que contienen azufre, los anticuerpos, el colágeno, la piel, las uñas, la insulina, la hormona del crecimiento y el antioxidante más potente la enzima glutatión).

El exceso de antibióticos puede contribuir al déficit de azufre matando las bacterias intestinales que resultan necesarias para producir los aminoácidos esenciales que contienen azufre.

Corregir la deficiencia es importante puesto que se ha demostrado que el MSM (metilsulfomenilmetano) presenta diversas ventajas:

- Alivia las respuestas alérgicas y a los alergenos de los alimentos y del polen.

- Alivia los dolores de cabeza y las migrañas.
- Hay casos en los que los suplementos diarios ofrecen un alivio drástico y duradero a los dolores de la Artritis Reumatoidea.
- Ayuda a prevenir e invertir el estreñimiento que se ve en las personas con SCI (Síndrome de Colón Irritable).
- Ayuda a prevenir los ronquidos, síntoma común en las alergias a los alimentos.
- El acné rosáceo y otros problemas de la piel diversos asociados a los aparatos digestivos porosos y a las alergias a los alimentos responden de manera favorable a los suplementos de MSM.

El MSM parece aliviar las alergias en diversos sentidos. Se adhiere o recubre las paredes del intestino delgado lo que puede ayudar a aliviar la inflamación y sanar los aparatos digestivos porosos. El MSM también ofrece a las bacterias intestinales las herramientas necesarias para fabricar los aminoácidos principales contra las alergias y antinflamatorios.

LA L GLUTAMINA

Es un aminoácido literalmente el más abundante del cuerpo humano. Es el alimento o combustible de mayor importancia para la mucosa del intestino delgado y del sistema inmunológico. Al igual que el aminoácido derivado del MSM, la glutamina resulta critica para mantener unos niveles óptimos de desintoxicación, protectora de la vida del glutatión.

Cuando tienes niveles adecuados de este aminoácido y no estás demasiado estresado por las alergias o enfermedades como la Celiaquía, la de Crohn, la Colitis Ulcerosa, la Inflamación Crónica, la glutamina es capaz de sanar con rapidez un intestino inflamado y mantener unas paredes intestinales y un sistema inmunológico sanos.

Sirve para:

- Aumenta la producción de glutatión en el hígado en los ganglios linfáticos en las paredes intestinales en el cerebro y en las vías respiratorias. Eso ayuda a quien padece de una alergia alimentaria.

- Ayuda a prevenir y sanar el aparto digestivo poroso incluyendo la Enfermedad Celiaca, la de Chron y la Colitis Ulcerosa.
- Ayuda a prevenir el sangrado intestinal y las ulceras.
- Ayuda a prevenir o invertir una mala situación nutricional en los paciente de mala absorción.

LOS ANTIOXIDANTES CONTRA LAS ALERGIAS

Los antioxidantes cumplen ayudan a reducir el potencial alérgico.

La Vitamina A

Es un antioxidante extremadamente importante que también mejora el sistema inmunológico, los signos de un déficit de vitamina A incluyen úlceras bucales, mala visión nocturna y problemas de la piel como el acné.

Las funciones que desempeña la Vitamina A:

- Mantiene sanas las membranas mucosas y la piel. Resulta muy útil para prevenir y tratar eccemas, la soriasis y el acné.
- Como antioxidante destruye los radicales libres
- Mantiene sana la glándula timo que es la principal glándula del sistema inmunológico
- Ayuda a evitar la liberación de un exceso de prostaglandinas inflamatorias durante las reacciones alérgicas.

La vitamina A es terapéuticamente valiosa en el tratamiento del Asma, del Síndrome de Colón Irritable (SCI), del Eccema, la Artritis y de otras afecciones relacionadas con alergias a los alimentos.

La Vitamina B6

Desempeña un papel protagónico en el metabolismo en los ácidos grasos esenciales, provocando efectos positivos a nivel cardiovascular, digestivo, neurológico e inmunológico.

También la vitamina B6 está relacionada con los procesos de aprendizaje, con los procesos conductuales, emocionales y mentales, juega un papel crítico como factor añadido a la producción de serotonina, que lleva a cabo el alivio del dolor crónico, de las cefaleas y de la depresión causados por las alergias a los alimentos.

Las funciones que desempeña la vitamina B6:

- Mejora la producción y liberación de ácido clorhídrico en el estómago. Quienes sufren alergias alimentarias suelen no producir suficientes ácidos estomacales, probablemente debido a la inhibición de las hormonas digestivas y a la mala nutrición provocada por la alergia. La vitamina B6 funciona mejor si se consume junto con la vitamina B3 y el zinc.
- Ayuda a aliviar la depresión.
- Estimula la glándula timo contribuyendo al buen funcionamiento de las células inmunológicas.

La Vitamina C

Es un antihistamínico natural. Esto significa que proporciona un alivio inmediato durante una reacción alérgica. Un gramo de vitamina C reduce la histamina en sangre aproximadamente un 20%.

Sin embargo hay más beneficios en esta vitamina, pues está implicada en casi todas las funciones corporales. La Vitamina C es necesaria para reemplazar el tejido viejo y generar el nuevo, por lo que resulta básica para la curación de los tejidos inflamados y de las heridas.

La presencia de la vitamina C en el organismo influye para tener unos dientes y huesos sanos.

En cambio los efectos más profundos de esta vitamina se encuentran en el fortalecimiento general del sistema inmunológico. Estimula ciertos glóbulos blancos para que busquen y devoren los alergenos alimenticios, las bacterias y los virus.

Magnesio

El magnesio es el segundo mineral en abundancia en el cuerpo humano. Funciona muy unido a la vitamina B6 y al calcio para regular el corazón, los músculos, el cerebro y el sistema inmunológico.

Las investigaciones realizadas han demostrado que el magnesio tiene un efecto calmante y actúa como sedante natural.

También resulta necesario para que las grasas esenciales funcionen de manera correcta y desempeña un papel importante en la prevención y tratamiento de diversas afecciones relacionadas con las alergias, como el síndrome premenstrual, el asma, en el TEA (Trastorno del Espectro Autista (Déficit de atención, Hiperactividad, Asperger, Autismo) y las migrañas.

El Zinc

El zinc es un poderoso estimulante del sistema inmunológico que activa la glándula del timo.

Se sabe que el zinc ayuda a restaurar las delicadas paredes de las vías respiratorias y recuperar el aparato gastrointestinal, es decir, curar el intestino poroso. También aumenta los niveles de inmunoglobulina secretoria IgA en la saliva y el aparato digestivo.

La IgA secretora protege a los intestinos evitando que las bacterias, las levaduras, los parásitos y los alergenos alimenticios entren en contacto con las paredes y pasen al torrente sanguíneo. Es necesaria para la producción de anticuerpos IgG.

Los signos de aviso cuando existe una falta de zinc incluyen la enfermedad celiaca, las afecciones cutáneas inflamatorias crónicas, las heridas que no cicatrizan, una pobre adaptación a la luz, poco apetito, anorexia nerviosa, retraso en el crecimiento infantil, ansias anormales por los hidratos de carbono y los dulces, alteraciones a los sentidos gustativos y olfativos e infecciones recurrentes.

La Quercetina

La quercetina es el único suplemento diario que con frecuencia reduce todo tipo de síntoma alérgico. Se trata de un compuesto químico conocido como bioflavonoides y que se encuentra en las plantas.

A veces una persona consumiendo simplemente quercetina, puede volver a introducir alimentos alergénicos en su dieta sin producir síntomas.

La quercetina es el bioflavonoides más estudiado, potente y versátil de los 4000 que existen y estabiliza los mastocitos en los pacientes alérgicos.

Esos mastocitos, como ya hemos visto se muestran inestables en los pacientes con alergias y liberan con demasiada facilidad grandes cantidades de histamina, prostaglandinas inflamatorias, citoquinas, leucotrienos y otros productos químicos causantes de los síntomas alérgicos.

También la quercetina resulta potente como antioxidante y agente antinflamatorio.

Para obtener un efecto óptimo la quercetina debería tomarse combinada con Vitamina C y Bromelaina de alta potencia, que es la enzima de la piña.

3.11 ANALISIS DE ALERGIAS IgG

Varios estudios publicados demuestran que la eliminación completa de alimentos IgG positivos pueden lograr importantes mejoras en síntomas como en el Síndrome del Intestino Irritable (SII), TEA (Trastornos del Espectro Autista (Autismo, TGD, Asperger, TDA(H), TDA), Fibrosis Quística y Epilepsia.

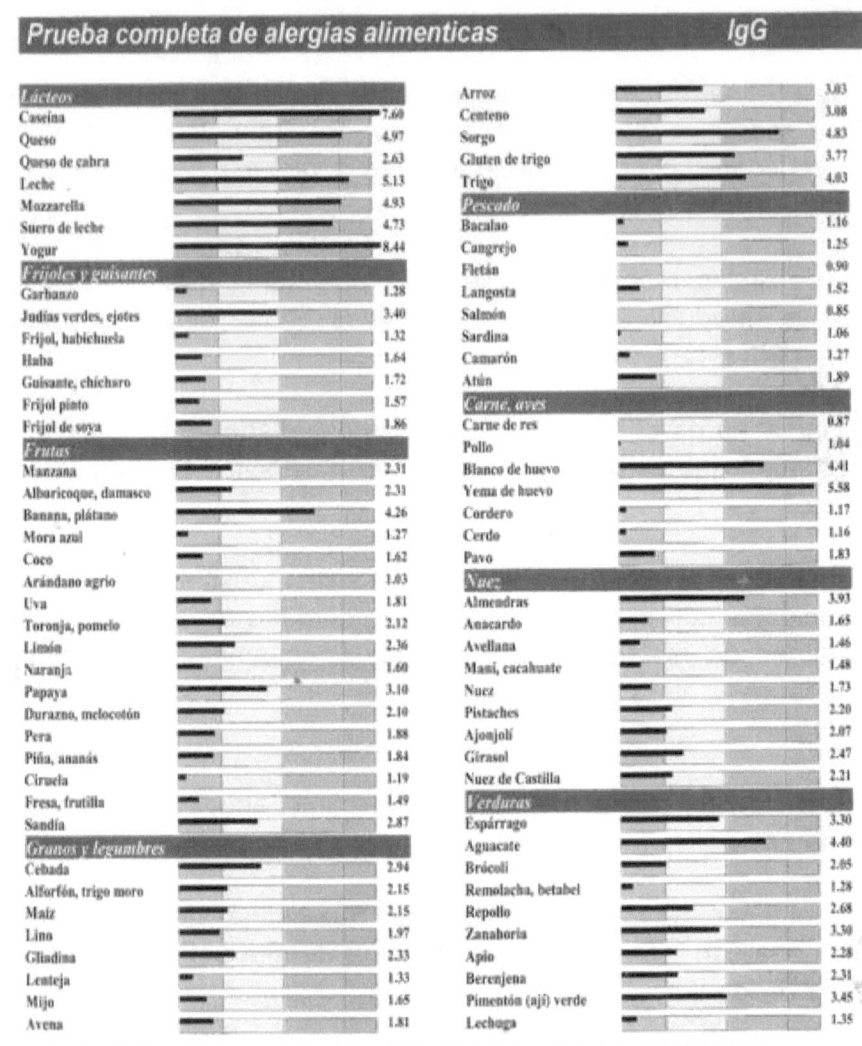

Un estudio similar determinó que la eliminación de alimentos basado en los anticuerpos del IgG pueden ser eficaces en la reducción de los síntomas del Síndrome del Intestino Irritable (SII). Por otro lado, el Dr. J. Egger del departamento de neurología del Hospital Sick Children en Londres estudió la función de eliminación de los alimentos IgG en niños con epilepsia, él encontró en 45 niños estudiados, que 25 de ellos dejaron de tener convulsiones.

Un exhaustivo estudio conducido por el Dr.S. Lucarelli encontró que el 90% de los pacientes con Fibrosis Quística mejoraron después que fueron eliminados los alimentos positivos IgG de la dieta.

La conclusión más interesante es del Dr. Hvatum, después de haber llevado a cabo una investigación en personas afectadas con Artritis Reumatoide, encontró que la "producción de anticuerpos de reacción cruzada aumentó sorprendentemente en el intestino de muchos pacientes con este diagnóstico." Los anticuerpos IgG son los que proporcionan resistencia a las infecciones a largo plazo después de las inmunizaciones.

Estos anticuerpos tienen una vida media más larga que la de las alergias tradicionales IgE y funcionan con una capacidad diferente con las células inmunes.

Esta diferencia de las IgG causa retrasos en los síntomas de las alergias. En consecuencia puede que los síntomas ocurran horas e incluso días después que los alérgenos han sido ingeridos.

Algunas personas pueden tolerar un alto grado de alimentos sin experimentar ningún síntoma exterior, mientras que otros requieren de una pequeña cantidad de alimentos minutos antes que los síntomas aparezcan.

El grado y la gravedad de los síntomas varían debido a la composición genética de la persona, de hecho, los pacientes que responden favorablemente a la eliminación de antígenos de los alimentos, con frecuencia tienen desequilibrio gastrointestinal y anormalidades en el sistema inmune, como es el caso de las personas con TEA (Trastorno del Espectro Autista (Autismo, TGD, Asperger, TDA/H, TDA.), Fatiga Crónica y Artritis Reumatoide.

Las anormalidades observadas en el sistema inmune de esos pacientes pueden predisponer a una persona a complicaciones de las alergias IgG.

3.12 PENSAR EN EL CUERPO COMO UN TODO

Concluiremos este capítulo reforzando la idea de que el cuerpo es como una máquina que trabaja en conjunto y coordinada, el modo en que pensamos y sentimos está directamente relacionado con lo que comemos.

Se ha demostrado científicamente que comer alimentos apropiados incrementa el coeficiente intelectual, mejora el estado de ánimo y la estabilidad emocional, refuerza la memoria y mantiene la mente en forma.

En estos tiempos los retos son excepcionales y lo que hace la mayoría es tan solo mantenerse a flote y por lo general vamos viviendo con cansancio, ansiedad, estrés, depresión y problemas para descansar y dormir (sueño).

Demasiada gente sufre de problemas mentales, que van desde Trastornos de Falta de Atención hasta Alzheimer, Depresión y Esquizofrenia.

El Suicidio, la Violencia y la Depresión van en aumento y nadie se ha preguntado acaso si el cambio de dieta (comida chatarra, preservantes, colorantes, saborizantes) y el medio ambiente estén afectando directamente nuestra salud mental?

Nosotras, sí creemos que la mente y el cuerpo no están separados y entendemos que una proporción significativa de personas con trastornos mentales tienen un desequilibrio químico causado por los muchos años de una nutrición inadecuada y la exposición a contaminantes y toxinas ambientales.

Finalmente afirmaremos que los pensamientos, las sensaciones, la energía mental y física y la concentración se producen a través de una serie de interconexiones entre las células del cerebro, cada una de las cuales depende de un suministro óptimo de nutrientes para poder funcionar de manera eficaz.

CAPÍTULO IV

LA FLORA INTESTINAL Y LA CLARIDAD EN EL PENSAMIENTO

1. FLORA INTESTINAL Y CLARIDAD EN EL PENSAMIENTO

Poco a poco a lo largo de este capítulo el lector entenderá que muchas de las reacciones conductuales de sus hijos radican en los misterios de la microflora intestinal. "En beneficio" de la modernidad hemos descuidado ese vital universo interior que determinará salud y desarrollo mental de nuestros niños.

El mercado laboral y la incorporación de la mujer en el trabajo fuera de casa ha ido en desmedro de la calidad de la alimentación familiar. Los cortos tiempos han hecho que la madre de familia busque la practicidad dando paso a una multitud de alimentos procesados que como hemos visto no tienen nada de saludables.

Una de las áreas más dañadas por esta irracional "modernidad alimentaria" es nuestra Flora Intestinal; antes de develar cómo realmente afecta este desbalance el funcionamiento cerebral de nuestros niños explicaremos ¿Qué es la Flora Intestinal?

La flora intestinal es un gran conjunto de más de 100 trillones de bacterias con más de 400 especies que viven en el aparato digestivo de los seres humanos. Estos microorganismos se encuentran desde la boca hasta la parte final del intestino grueso, donde cumplen diversas funciones.

Muchas personas piensan que el cambio más importante que se produce en el momento del nacimiento es el comienzo de la respiración autónoma y la adaptación del aparato circulatorio a la nueva situación; sin embargo, también se producen otros cambios más sutiles, que no son evidentes a primera vista, pero que tienen una trascendencia enorme en la vida de los seres humanos.

Estos cambios se han detectado recientemente, gracias a la disponibilidad de herramientas que permiten explorar el fenómeno de colonización del ser humano por una microbiota, que es una flora que lo va a acompañar el resto de su vida, la cual tiene repercusiones muy importantes en todos los sistemas y aparatos del organismo.

Para nosotras la clave de nuestra salud reside en nuestros intestinos hasta el punto de que lo consideramos algo así como las raíces del árbol llamado Salud. El intestino no es un simple órgano de absorción. Es el elemento más relevante para la actividad del sistema inmune y los mecanismos de protección inespecífica, ya que precisamente es en él donde son más activos.

Sus células inmuno - competentes reconocen los agentes patógenos y activan la producción de los glóbulos blancos de defensa o linfocitos que, a su vez, segregan anticuerpos inespecíficos defensores de la salud.

Colonización intestinal

Durante el embarazo el lumen intestinal es estéril y tiene una baja tensión de oxígeno, porque recibe oxígeno a través de la placenta. El recién nacido empieza a adquirir una flora o microbiota, que al final es propia de cada ser humano, a partir de la microbiota fecal materna y este proceso puede incluir incluso probióticos que la madre haya recibido.

Las primeras bacterias que llegan al colon en el momento de nacer son enterobacterias microaerófilas, que consumen el escaso oxígeno restante en el lumen intestinal y producen un ambiente favorable para el desarrollo de los anaerobios.

Este proceso es muy especial, porque varía si la vía del parto es vaginal o por cesárea.

De hecho, el porcentaje de individuos colonizados es mayor en el parto que ocurre por vía vaginal. Después se produce el fenómeno más extraordinario, dado porque la leche materna estimula la colonización de ese lumen sin oxígeno por una flora muy especial, con un predominio de lactobacilos y de bífidobacterias.

Esta flora especial cumple muchas funciones, dentro de las cuales destaca, por su importancia, la protección del lactante contra una serie de enfermedades, de las cuales una de las más temidas es la diarrea aguda. Es decir, se produce un ambiente en el tubo digestivo que impide que un enteropatógeno lo colonice mientras el niño es amamantado.

En el recién nacido, se produce una inoculación oral a partir de la flora vaginal y gastrointestinal de la madre y se origina un tipo de flora inicial.

Después viene el efecto de la dieta, que determina un predominio de bífidobacterias en los lactantes alimentados al pecho y flora diversa en los que reciben fórmula. Por último, con el destete se produce una flora de transición y un paso paulatino hacia la flora del adulto, la que está influenciada por factores intrínsecos (secreciones dentro del intestino) y extrínsecos (envejecimiento, dieta, estrés, ambiente étnico).

Todo un ecosistema

Desde el punto de vista fisiológico se puede definir el tracto digestivo como un ecosistema por sí mismo.

Ya hemos adelantado que cuando nacemos el tracto gastrointestinal es estéril pero poco después se instala de forma permanente un complejo conjunto de aproximadamente 400 a 500 tipos diferentes de microorganismos que trabajan en armonía para el mantenimiento de la salud.

La flora intestinal va colonizando gradualmente el tracto digestivo desde la etapa infantil hasta la adulta

Una vez que esa microflora se ha instalado puede verse afectada negativamente por factores como el consumo de alimentos muy refinados, pobres en fibra, los tratamientos antibióticos, el estrés y la contaminación ambiental entre otros.

Desarrollo de la microbiota

Por todas estas características, la leche materna crea un ambiente especial para el desarrollo de una microbiota determinada; al final de este proceso, que debiera durar alrededor de dos años, existe una flora muy compleja, compuesta por 200 a 220 especies distintas por persona, que están presentes en cifras logarítmicas.

Algunas de estas bacterias, como los lactobacilos y las bífidobacterias ejercen funciones benéficas.

En el caso de otros microorganismos, su acción depende de la situación, porque algunos son controlados por la microbiota y no ejercen un efecto dañino, pero sí lo hacen si el medio colónico se altera; dentro de este grupo se encuentran algunas Echeriche Coli, Enterococcus, Bacteroides, etc.

Por último, hay bacterias que son verdaderamente patógenas, que existen en nuestro colon, que pueden producir enfermedad si la flora intestinal se altera.

Después se produce el desarrollo de las bífidobacterias, luego el de los lactobacilos, prácticamente al mismo tiempo y después se desarrollan otras bacterias.

Después del destete, desde la etapa preescolar y en toda la edad adulta, es decir, 40 ó 50 años, aunque no se ha realizado una relación temporal exacta, la microflora se mantendría constante, defendiendo al organismo y estimulando las defensas.

En los ancianos algunas bacterias disminuyen, sobre todo las bífidobacterias, aumentando otras, como los bacteroides; los clostridium se mantienen. El hecho es que cambian las proporciones, lo que estaría relacionado con la falla de la inmunidad que se observa en la edad avanzada.

De la flora intestinal habitual, las Bífidobacterias, los Lactobacilos y los Saccharomyces (levaduras) se consideran dentro del grupo de probióticos.

La presencia de estos organismos ha disminuido en la flora de los niños a lo largo del tiempo y esto se debería a una menor proporción de partos vaginales, dándoles una mayor y más temprana exposición a patógenos dentro de las clínicas u hospitales que competirían con los organismos "buenos", mayores hábitos de higiene, menor lactancia materna y también a factores dietéticos.

Comprehensive Stool Analysis / Parasitology x2

MICROBIOLOGY

Bacteriology Culture

Beneficial flora		Imbalances		Dysbiotic flora	
Bifidobacter	0+	Bacillus sp.	1+	Citrobacter freundii	1+
E. coli	4+	Gamma strep	2+		
Lactobacillus	1+				

Mycology (Yeast) Culture

Normal flora	Dysbiotic flora	
	Candida tropicalis	2+

PARASITOLOGY / MICROSCOPY

Sample 1
Mod   Blastocystis hominis
Few   Entamoeba coli cysts
Rare   Entamoeba coli trophs

Sample 2
Many Blastocystis hominis
Few Entamoeba coli cysts

	Within	Outside	Ref. Range		Within	Outside	Ref. Range
Giardia Lamblia	Neg		Neg	Cryptosporidium	Neg		Neg

Beneficial flora: In a healthy balanced state of intestinal flora, the beneficial bacteria make up a significant proportion of the total microflora. Healthy levels of each of the beneficial bacteria are indicated by either a 3+ or 4+ (0-4 scale). The beneficial flora have many health-protecting effects in the gut including manufacturing vitamins, fermenting fibers, digesting proteins and the disaccharide lactose, and propagating anti-tumor and anti-inflammatory factors. Acidophilus and Bifidus produce lactic acid, as well as other acids, including acetate, propionate, butyrate, and valerate. The fermentation of fibers by beneficial bacteria and subsequent production of short chain fatty acids is crucial in lowering colonic pH and preventing the proliferation of microbial pathogens, including bacteria and yeast.

Parasitology: Intestinal parasites are abnormal inhabitants of the GI tract. Factors such as contaminated food and water supplies, day care centers, international travel, pets, carriers such as mosquitoes and fleas, and sexual transmission have contributed to an increased prevalence of intestinal parasites in the American population.

Date Collected: **7/3/2005**   Comments: **77053**
Date Received: **7/7/2005**
Date Completed: **7/14/2005**

Analyzed by ©DOCTOR'S DATA, INC.   ADDRESS: 3755 Illinois Avenue, St. Charles, IL 60174-2420   CLIA ID NO: 14D0646470   MEDICARE PROVIDER NO: 1

En resumen, la flora intestinal cumple un papel en:

- Mantener la salud.
- Prevenir enfermedades.
- Equilibrio del ecosistema gastrointestinal. donde no sólo se influye a sí misma sino que interactúa con el ambiente.
- El Sistema Nervioso Central.
- El Sistema Endocrino.
- Lo que es más importante, con el Sistema Inmune.

Lo que se intenta conseguir con los probióticos y los prebióticos es restablecer el equilibrio normal de esa flora, contrarrestar las alteraciones del sistema inmune y tratar de prevenir la invasión de los patógenos.

CAPÍTULO V

EL EQUILIBRIO DE LA FLORA INTESTINAL Y LOS TRASTORNOS DEL DESARROLLO

5.1 EL EQUILIBRIO DE LA FLORA INTESTINAL Y LOS TRASTORNOS DEL DESARROLLO

Como hemos leído en las líneas anteriores, la flora intestinal es de vital importancia para mantener una buena salud; sin embargo los niños con diversos trastornos del desarrollo:

- TRASTORNO GERERALIZADO DE DESARROLLO,
- TRASTORNOS DEL LENGUAJE,
- TRASTORNOS EN EL DESARROLLO SENSORIOMOTOR,
- TRASTORNO DE DÉFICT DE ATENCIÓN CON HIPERACTIVIDAD,
- TRASTORNO DE DÉFICT DE ATENCIÓN,
- SÍNDROME DE ASPERGER,
- SÍNDROME DE ESPECTRO AUTISTA,
- TRASTORNOS EMOCIONALES CON ALTERACIONES DE LA PERSONALIDAD,

Se caracterizan por carecer de una flora intestinal positiva, generalmente están invadidos por un exceso de hongos intestinales, bacterias anaeróbicas dañinas y parásitos de todo tipo que nacen, crecen se reproducen y mueren dentro de los tractos intestinales eliminando desechos tóxicos que pasan del intestino a la sangre; y de la sangre al cerebro (atraviesan la barrera Hematoencefálica).

Estos metabolitos de microorganismos dañinos interfieren en las conexiones cerebrales de los niños susceptibles y determinarán conductas anormales que generalmente se aprecian en los diferentes Trastornos del Desarrollo.

CANDIDIASIS Y AUTISMO

La candidiasis es una infección causada por una levadura de la familia de las cándidas. Existen una 150 especies de cándidas distintas, por ejemplo:

Cándida Albicans, Cándida Krusei, Cándida Glabrata, Cándida Tropicales.

Las levaduras están presentes desde poco después de nacer y viven en armonía con nosotros. Se encuentran en la piel, en el aparato digestivo y genito urinario. Su función es mantener un Ph sano, sirven de alimento y equilibrio para nuestra flora ayuda a degradar restos de carbohidratos mal digerido y absorben metales pesados.

Un importante responsable de la hinchazón del abdomen a causa del gas es la levadura llamada candida albicans, cuyo efecto lo hemos visto en las levaduras que fermentan la cerveza y el pan.

La flora intestinal y vaginal junto con el sistema inmunitario nos ayudan a mantener estas levaduras en equilibrio. Sin embargo existen un sin número de factores que afectan a nuestro organismo y que permiten que las levaduras crezcan desproporcionadamente.

Las causas más comunes del desarrollo de una candidiasis son:

- Uso de antibióticos.
- Corticoides y hormonas sintéticas.
- Exceso de azúcares refinados en la dieta.
- Estrés continuo.
- Baja inmunidad.
- Disminución de las secreciones digestivas.
- Consumo continuo del agua del caño.
- Falta de nutrientes.
- Contaminación con metales pesados.

Gracias a la existencia de los análisis de ácidos orgánicos que pueden medir metabolitos de levadura, tenemos evidencia de que el gran universo de los niños afectados con el TEA (Trastorno del espectro Autista) presentan una candidiasis invasiva que afecta no sólo su salud sino que genera muchas de las conductas que ellos presentan.

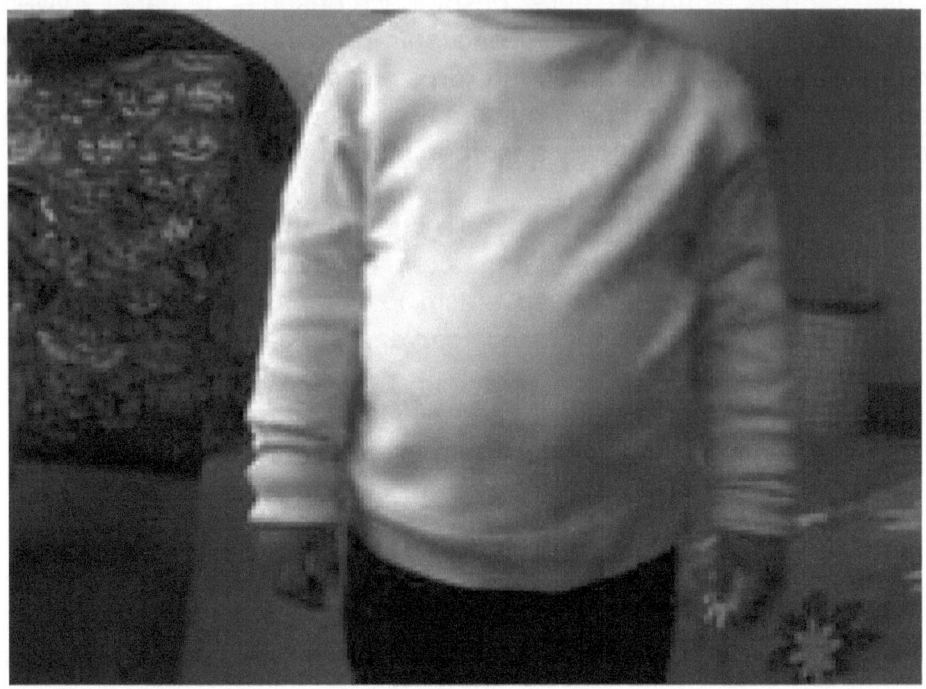

Una candidiasis trae como consecuencia para el paciente muchos efectos negativos como:

- Favorece la formación de sustancias vasoactivas, como la adrenalina produciendo síntomas como nerviosismo, pánico, miedo y taquicardias.
- Interfiere con los receptores del neurotrasmisor acetilcolina, sustancia responsable de la memoria y la trasmisión de información entre nervios y músculos.
- Produce histamina y por lo tanto inflamación en cualquier parte del cuerpo. La histamina también ejerce un efecto supresor de los glóbulos blancos.
- Bloquea enzimas metabólicas las cuales son de vital importancia para la formación de neurotrasmisores.
- Destruye la vitamina B6, la cual es fundamental para la protección de las membranas mucosas, el fortalecimiento del sistema inmunitario, el equilibrio del sistema hormonal y la producción del ácido clorhídrico y enzimas.
- Deprime el sistema inmunitario en general.

- Destruye el glutatión y la cisteína, sustancias necesarias para desintoxicar el organismo.
- Reacciona con la dopamina, un neurotransmisor cuya deficiencia puede causar depresión, insomnio e incapacidad de respuesta ante el estrés.

Luego de conocer los efectos que la candida tiene en el cuerpo diremos que una parte importante del tratamiento para poder corregir las conductas del espectro autista, es realizar un trabajo directo para eliminar estos molestos hongos.

¿Y qué se hace para eliminar a la cándida?

- Dieta antifúngica: Se prohibe consumir azúcares, levaduras, malta, productos lácteos, productos fermentados, fruta seca (pasas, guindones, ciruelas, higos, etc.), exceso de papas y camotes y especies muy picantes.

Sí se permite comer carnes, huevos, algas, vegetales, legumbres, quinua, kiwicha, frutos secos (nueces, pecanas, almendras, pistachos, cajus, etc.) y semillas, arroz, leches vegetales aceites, agua mineral, infusiones y té verde.

- Ayudas digestivas: Utilizar hierbas y suplementos naturales que ayuden a limpiar y regenerar el hígado. Uno de los suplementos más utilizados es la Silimarina.

- También como ayuda a la digestión podemos introducir los suplementos de enzimas digestivas de origen vegetal, generalmente provenientes de la piña, papaya y kiwi.

- Utilizar multivitamínicos.

- Utilizar agentes antihongos, como el ajo, el aceite de orégano, el ácido caprílico.

- Por último repoblando el intestino, introduciendo suplementos probióticos, con diferentes cepas de bacterias benéficas: Acidophilus, Bifidobacteria, Casei, Rhamnosus y Saccharomyces Boulardii.

¿Cómo repoblar la flora intestinal desde nuestros hogares?

Nuestras cocinas se pueden convertir en un campo de batalla contra la flora intestinal negativa, debemos brindar a nuestros niños la oportunidad de recuperar su salud intestinal utilizando:

ALIMENTOS PREBIÓTICOS

Los prebióticos son ingredientes no digeribles de la dieta, que producen efectos beneficiosos estimulando selectivamente el crecimiento y actividad de uno o más tipos de bacterias en el colon, las que tienen a su vez la propiedad de elevar el potencial de salud.

Son fundamentalmente fructo y galacto oligosacáridos. Incluida en este concepto está la fibra dietética. En 1976 *Trowel* la describió como diferentes compuestos de origen vegetal que presentan como común denominador el estar constituidos por macromoléculas no digeribles, debido a que las enzimas del intestino humano no pueden hidrolizarlas.

Recientemente se define como el citoesqueleto de los vegetales, una sustancia aparentemente inerte que puede ser fermentada por algunas bacterias, pero no desdoblada por las enzimas digestivas, por lo que resulta inabsorbible.

Para que una sustancia (o grupo de sustancias) pueda ser definida como tal debe cumplir los requisitos siguientes:

- Ser de origen vegetal.
- Formar parte de un conjunto muy heterogéneo de moléculas complejas.
- No ser digerida por las enzimas digestivas.
- Ser parcialmente fermentada por las bacterias colónicas.
- Ser osmóticamente activa.

Toda fibra dietética llega al intestino grueso sin haber sido transformada digestivamente. Las bacterias del colon, con sus numerosas enzimas digestivas de gran actividad metabólica, la pueden digerir en mayor o menor medida en dependencia de su composición química y de su estructura.

Función de los prebióticos:

- Suministra la mayor parte de la energía que necesitan las células de la mucosa colónica.
- Estimula el crecimiento y la diferenciación de estas células.
- Inhibe el crecimiento de las células tumorales.

La inulina y la oligofructosa, clasificadas como fibra dietética, son otro ejemplo de prebióticos. Constituyen ingredientes alimenticios naturales, extraídos de las raíces de la achicoria y se encuentran presentes además en otras plantas como la cebolla, el ajo, el espárrago y el yacón.

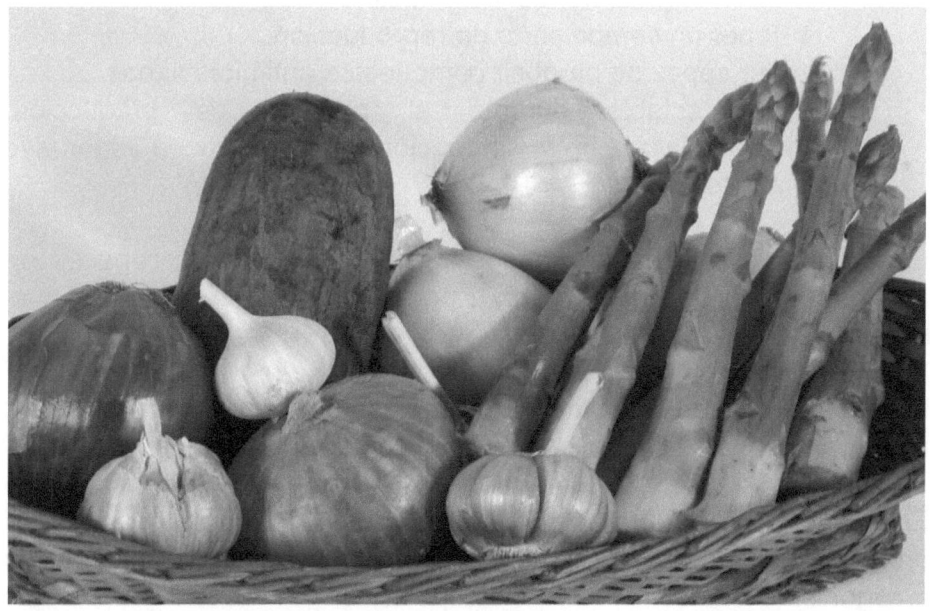

Estos compuestos modulan positivamente la fisiología del sistema gastrointestinal, fundamentalmente en cuanto al aumento del peso de las heces y la frecuencia de evacuación intestinal. Actualmente se estudian otros efectos como el aumento de la absorción de calcio, la estimulación del sistema inmunológico y la reducción del riesgo de cáncer de colon.

LOS PROBIÓTICOS

Los probióticos son aquellos microorganismos vivos que, al ser agregados como suplemento en la dieta, benefician el desarrollo de la flora microbiana en el intestino.

La Función de los Probióticos

- Estimulan las funciones protectoras del sistema digestivo.
- Son también conocidos como bioterapéuticos, bioprotectores o bioprofilácticos.
- Se utilizan para prevenir las infecciones gastrointestinales.
- Para que un microorganismo pueda realizar esta función de protección tiene que cumplir con los siguientes requisitos:

  - Ser habitante normal del intestino.
  - Tener un tiempo corto de reproducción.
  - Ser capaz de producir compuestos antimicrobianos.
  - Ser estable durante el proceso de producción, comercialización y distribución para que pueda llegar vivo al intestino.

Es importante que estos microorganismos puedan ser capaces de atravesar la barrera gástrica para poder multiplicarse y colonizar el intestino.

El efecto protector de estos microorganismos se realiza mediante 2 mecanismos:

El antagonismo, que impide la multiplicación de los patógenos y la producción de toxinas que imposibilitan su acción patogénica. Este antagonismo está dado por la competencia por los nutrientes o los sitios de adhesión.

Mediante la inmuno-modulación al proteger al huésped de las infecciones, induciendo a un aumento de la producción de las inmunoglobulinas, aumento de la activación de las células mononucleares y de los linfocitos.

Ha sido probado *in vitro* e *in vivo* el efecto de los probióticos en estados patológicos como diarreas, infecciones del sistema urinario, desórdenes inmunológicos, intolerancia a la lactosa, hipercolesterolemia, algunos tipos de cáncer y las alergias alimentarias.

Los alimentos fermentados mejoran la flora intestinal. La creencia general es que el descubrimiento del proceso de fermentación ocurrió de casualidad, un puré de frutas que quedó al sol y al cabo de un tiempo tomó un olor sorprendente, un sabor no desagradable y efecto físico inesperado.

Hace como 10,000 años que las bebidas alcohólicas fermentadas están en circulación, pero hay muchos otros productos fermentados que consumimos.

- El CHUCRUT (col fermentada) es uno de los más conocidos en el mundo occidental.
- Muchas culturas fermentan las LECHES y sus derivados, sobre todo en las regiones de clima cálido, donde no es común la refrigeración
- MASATO,
- CHICHA DE JORA.
- El YOGURT,
- El KEFIR
- El KUMIS,
- TE DE KOMBUCHA

Estos alimentos han sido esenciales en la dieta de los nómades, asiáticos, indios, africanos y europeos.

Los productos de cereales y verduras fermentados se usan con frecuencia en el medio oriente. Entre los más conocidos están el TEMPEH en Indonesia, el MISO en Japón y KIMCHI en Coréa.

Así como la cocción exige un agente externo en forma de calor, no puede darse la fermentación sin la colaboración de levaduras y bacterias externas. Estos microcoscópicos organismos vivos comienzan por descomponer los hidratos de carbono y proteínas del alimento en dióxido de carbono, sus aminoácidos constitutivos y alcohol. Cuando se añade sal en este proceso, esta impide la formación de micro organismos productores de toxinas.

Al principio, la fermentación se dejaba a la casual presencia de hongos o bacterias invisibles, transportadas por el aire, pero eso no garantizaba que cada lote de alimentos fermentados fuera de calidad similar. Finalmente se descubrieron y domesticaron estos organismos, con lo cual fue posible conseguir una cualidad constante, mediante la administración de esporas y hongos concretos, como el lactobacillus bulgaric.

La fermentación cambia totalmente el carácter de un alimento, da más sabor, suculencia y fuerza a los alimentos, mejora su grado de conservación, de manera que en las regiones donde no existe la refrigeración el alimento puede seguir siendo sano.

Y lo más importante, la fermentación aumenta su riqueza nutritiva; las bacterias sintetizan enzimas y vitaminas adicionales, creando así un equilibrio aminoácido más digerible. Son especialmente útiles en la síntesis de la vitamina B 12.

Si los alimentos fermentados mejoran la flora intestinal ayudan por lo tanto a la digestión de los alimentos con gran densidad de proteínas o de hidratos de carbono.

La cantidad correcta del alimento fermentado ayudará a la digestión del resto de la comida sobre todo cuando tiene mucha proteína y grasa.

KEFIR

El Kefir tiene las condiciones necesarias para ser considerado como un alimento probiótico. Contiene microorganismos vivos, una parte de ellos permanece en el sistema intestinal e interactúan con la flora bacteriana.

Se trata de un fermento elaborado artesanalmente mediante la adición a la leche o agua de diferentes levaduras y bacilos, que no soporta los procesos industriales. Es una bebida cremosa, es un fermento de origen caucásico.

Este producto es conocido desde tiempos remotos, en Europa las leches ácidas alcanzaron difusión a partir de los pueblos nómadas asiáticos, así como de los germánicos y nórdicos. Inicialmente el Kefir se elaboraba fermentando leche de camello; luego se pasó a la leche de yegua y posteriormente a la leche de cabra y la leche de vaca.

Esta materia prima fresca sería la ideal. Numerosas personas han comprobado en la práctica, cómo su Kefir crece sano en leche convencional directamente ordeñada, buscando siempre la mejor calidad posible y evitando con ello contaminaciones.

En algún momento posterior a partir de su cultivo en leche se empezó a cultivar en agua azucarada.

Las bebidas que se obtienen en los cultivos del Kefir, tienen según tradición histórica y verificaciones científicas en laboratorios, propiedades muy beneficiosas para los humanos, tanto por los efectos preventivos como curativos.

Hay tres tipos de Kefir:

- El de leche

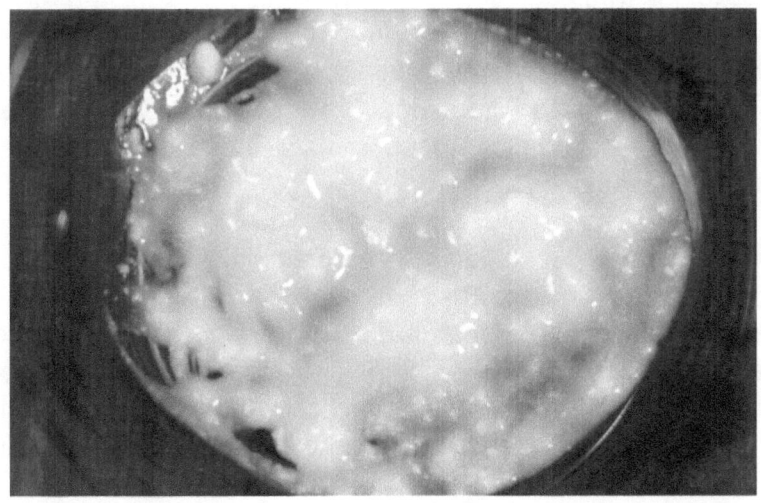

- El de agua

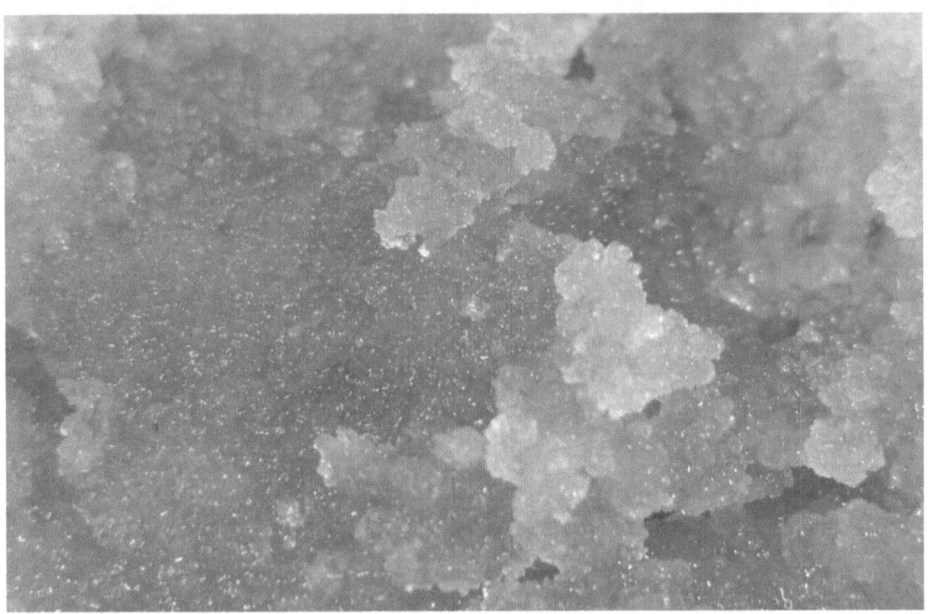

Del primero, el Kefir de leche, se obtiene una especie de crema, del segundo, una bebida parecida a una limonada con gas, y del tercero, una bebida de hierbas.

La mayoría de gente conoce más el Kéfir de leche.

En realidad, los tres tipos son el mismo Kéfir, con la misma microflora, pero adaptados a medios distintos. Un efecto característico del Kéfir es que está en constante crecimiento, puesto que son microorganismos vivos. Los nódulos que crean, se parten por gemación y pronto duplicarán su tamaño necesitando más aporte energético y espacio.

El Kefir es un cultivo, en el idioma Turco significa "sentirse bien".

El Kefir es una leche fermentada de textura algo espesa, refrescante y de sabor más o menos ácido y ligeramente gaseoso (como el Champán). La doble fermentación láctica y alcohólica del Kefir es lo que le confiere las características organolépticas que le distinguen del Yogur.

Kefir no es lo mismo que Yogur. La diferencia principal entre el proceso de fermentación del Kefir y del Yogur estriba en que el primero fermenta la leche mediante una reacción lacto-alcohólica, la lactosa de la leche se transforma en ácido láctico y se produce anhídrido carbónico y alcohol. En el caso del Yogurt se fermenta en una proporción inferior al 1% y es sólo láctica (sólo se transforma la lactosa en ácido láctico).

El Kefir previene putrefacciones intestinales y contribuye a la depuración del organismo. De este modo, la absorción y asimilación de nutrientes es más completa y se pueden sintetizar componentes necesarios como la Vitamina K.

Se debe beber diariamente, no altera la digestión y es asimilado con rapidez por la sangre. El Kefir es un auténtico regenerador de la flora intestinal, por ello es muy aconsejable tomarlo después de haber requerido un tratamiento antibiótico. El Kefir transforma la putrefacción intestinal en fermentación láctica, provee al intestino de abundante ácido láctico.

Propiedades nutritivas

- La fermentación del Kefir permite descomponer la leche en nutrientes más simples haciéndola más digestiva y tolerable por personas que sufren de intolerancia a la lactosa.
- También aporta microorganismos que regeneran la flora intestinal.
- Compiten eficientemente contra las bacterias patógenas de nuestro intestino.
- El Kefir mejora en la capacidad de asimilación de los alimentos.
- El Kefir regula el tránsito intestinal.
- El Kefir fortalece las defensas frente a infecciones tanto víricas como bacterianas.
- El Kefir reduce los niveles de colesterol y el riesgo de padecer cáncer de colon.

Los componentes alimenticios del Kefir difieren en muy poco respecto a los contenidos en la leche de la que ha sido elaborado, pero son de una cualidad biológica superior, pues hace más asimilables los nutrientes contenidos en la leche.

Los beneficios de la acción fermentadora de las bacterias y levaduras del Kefir son:

- Incrementa el valor biológico de las proteínas de la leche.
- Produce la síntesis de Vitaminas del Complejo B, siendo una fuente importante de Potasio, Fósforo, Calcio y Vitaminas.
- Restablece y equilibra la flora intestinal, siendo un alimento probiótico y previniendo gran número de enfermedades.
- Sintetiza ácido láctico, reduciendo la lactosa y favoreciendo la digestibilidad de la leche.

Si vamos a salir de vacaciones y no tenemos posibilidad de llevarlo con nosotros, podemos dejarlo 3 ó 4 días en agua con azúcar en el refrigerador. Si vamos estar fuera por un tiempo más largo, será necesario escurrirlo bien, secarlo y congelarlo, de esta forma aguantará varios meses. No obstante, después se deberá descongelar poco a poco, poniéndolo previamente en el refrigerador y si es posible, rehidratarlo con agua mineral y azúcar unos días antes de dejar que produzca la bebida fermentada.

Después de este proceso de congelación, se observa que el Kefir no crece al mismo ritmo que lo hacía anteriormente, los primeros días al ponerle la leche se puede dejar más de 24 horas.

- El Kefir de agua tiene unas propiedades con efectos superiores al Kefir de leche. Se puede tomar en mucha más cantidad (de 1 a 3 litros al día). Sus gránulos son casi transparentes, sueltos y de un color acaramelado (el color depende el medio, azúcar y frutos añadidos).

- El Kefir se realiza mediante siembra directa de un cultivo con la siguiente composición:
- Lactococus lactis.
- Lactococus cremoris.
- L.biovar diacetylactis.
- Leuconostoc mesenteroides subs. cremoris.

- Lactobacillus plantarum.
- Lactobacillus Casei.
- Kluyveromices marxianus var. fragilis (Torula kéfir)
- El Kefir no solo fermenta el azúcar de la leche, sino también la albúmina y la caseína (fermentación hidroalcohólica).

COL FERMENTADA O CHUCRUT

Las primeras referencias se remontan al 3000 antes de Cristo, cuando los obreros hicieron la muralla china, su receta fue transmitida a Europa poco después, tras la invasión del pueblo chino. Actualmente los alemanes y algunos países de Europa del Este la usan y consideran que su origen es divino.

Su conservación es durante largo tiempo y puede considerarse una buena fuente de la Vitamina C. Es muy rico en minerales como el Calcio, Hierro, Fósforo, Magnesio, Vitamina A, Tiamina y Riboflavina.

El chucrut es muy rica en ácido láctico, elemento muy importante para las bacterias del estómago e intestinos, éste actúa como un gran agente enzimático que favorece las digestiones, mejora la asimilación de los nutrientes e impide desarreglos intestinales como el estreñimiento y la diarrea. (no olvidemos que algunas anemias pueden deberse a una mala flora intestinal).

El Chucrut:

- Evita intoxicaciones de todo tipo.
- Activa la eliminación de ácido úrico.
- Activa la formación de orina.
- Aumenta la vitalidad.
- Mantiene sanos el cabello, la piel y articulaciones.
- Previene el cáncer y otras enfermedades degenerativas.
- Muy bueno para activar el funcionamiento del páncreas y el hígado.
- Impide el aumento de leucocitos en sangre tras ingerir carne (por eso lo usan los alemanes al comer salchichas)

- Además favorece la descomposición de las proteínas de la carne en aminoácidos (elementos más simples que son absorbidos).

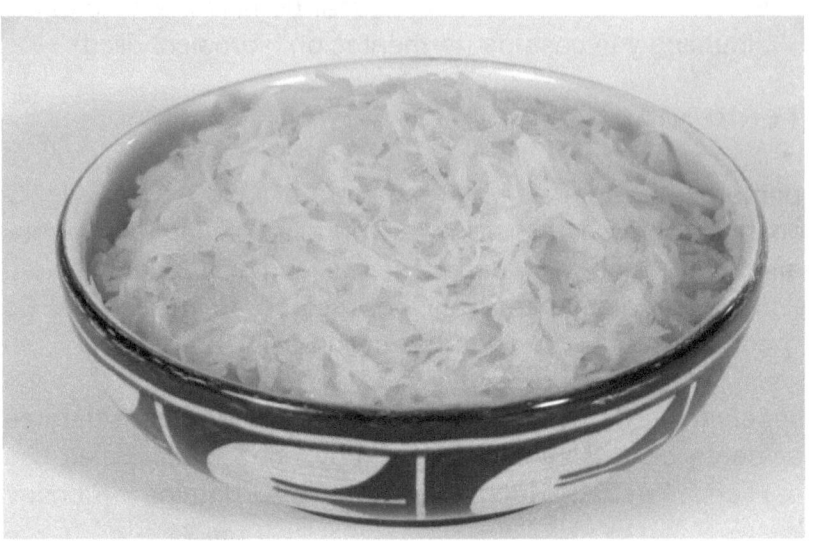

Lo mejor es elaborarlo uno mismo, ya que el que venden por lo general lleva productos químicos.

Preparación del CHUCRUT

- Trocear la col (repollo o lombarda) y echarla en un pirex de cristal.
- Se le pueden añadir también trocitos de zanahoria, bayas de enebro, semillas de hinojo.
- Poner agua mineral hasta cubrir por completo la col y otros.
- Echar una cucharita de sal marina y un chorro de vinagre (si tenemos ácido láctico lo sustituiremos por el vinagre).
- Cubrirlo con una tapa, pero no hermético, porque al fermentar se sale el líquido y podría estallar el envase.
- Colocar un plato por debajo para evitar que chorree.
- Dejarlo en un lugar oscuro, ni muy frío ni muy caliente (a unos 22 grados centígrados).
- A los 5 ó 7 días ya lo podemos comer.

TÉ DE KOMBUCHA - PROBIOTICO ANCESTRAL

Hubo un tiempo en que el té a base del hongo Kombucha llegó a ser considerado como la medicina de Dios.

Kombucha es una bebida que promueve la salud; es un probiótico elaborado a partir de la fermentación del té. Tiene una referencia ancestral, siendo mencionado en la Biblia [Ruth 2:14], comprobada su eficacia a lo largo de 3,200 años de existencia, sin la necesidad de utilizar conservadores químicos o procesos de refrigeración.

Debido a estas cualidades el Té de Kombucha es una bebida conocida y altamente apreciada desde hace XXII siglos, en diversos países de Asia y Europa.

Existen diversos alimentos procesados, así como múltiples productos comerciales elaborados por distintos laboratorios farmacéuticos con capacidades probióticas, sin embargo, el Té de Kombucha es el único producto de origen natural que contiene entre sus componentes microorganismos de diversos géneros en una perfecta simbiosis.

Por sus características biológicas el Té de Kombucha puede ser considerado un probiótico; es decir que contiene microorganismos no patógenos como:

- Saccharomyces cerevisae (levadura; género vegetal).
- Lactobacillus
- Bifidobacterium acidophilus (bacterias; género animal)

Las cuales son capaces de sobrevivir al proceso a través del tracto gastrointestinal y habitar el intestino donde ejercen benéficos efectos para nuestra salud.

El Té de Kombucha tiene un agradable y refrescante sabor a "Champán".

Actualmente no es sólo conocido y utilizado en Oriente, sino que sus propiedades medicinales, son también muy apreciadas en el mundo occidental.

El té de Kombucha se logra por la fermentación de un preparado tradicional de té común, con la adición de azúcar y puesto en contacto directo con el hongo.

Se conocen testimonios de personas que han logrado estabilizar su cuerpo físico de tal manera, que ciertas enfermedades que han padecido, no se les vuelven a presentar. Se dice que con la ingesta diaria de esta infusión, se logra la tan ansiada salud y energía necesaria para mantenerse bien en todo momento.

En la Edad Media los guerreros samurai invadieron China y al llegar a una aldea Sae, encontraron que los más ancianos del lugar sobrepasaban los 100 años de edad y se conservaban en buen estado de salud. Esto los sorprendió y trataron de conocer cuál era el motivo por el cual la gente del lugar no sufría de enfermedades crónicas como en otros lugares, dándoles la oportunidad de llegar a tan avanzada edad, con tan buena calidad de vida.

Al preguntar y observar las costumbres del lugar descubrieron que era común entre los aldeanos, tomar un té especial preparado y extraído de una especie de hongo, el cual les otorgaba vigor y vitalidad. Pronto se acostumbraron a beberlo diariamente y cuando llegaron a Japón, llevaron consigo el prodigio de este té junto con las cepas que lo producían. En ciertos países, el Kombucha puede adquirirse directamente en farmacias, pero no es así en todos los países, pues su uso no está aún generalizado.

Al ingerirlo el organismo reacciona favorablemente.

Su gusto es "asidrado" y otorga una sensación general de bienestar, sin que se noten reacciones colaterales o adversas.

¿Cómo se prepara?

Las cepas de Kombucha las puede encontrar a través de personas que las consumen. Al adquirir la cepa de Kombucha deberá colocarla en un recipiente de boca ancha, como por ejemplo una sopera o una jarra de vidrio con boca ancha. El material del recipiente que elija debe ser de vidrio o cerámica vidriada, no se recomienda envases de metal o plástico.

Preparación:

- Prepare un té con agua filtrada. La cantidad de agua recomendada es de 3 litros.
- Coloque un saquito de té común.
- Luego agréguele 3 cucharadas colmadas de azúcar blanca, la añadidura de azúcar será de 1 cucharada colmada por cada litro de agua.
- Dejarlo reposar, hasta que el té se enfríe.
- Cuando el líquido esté frío o tibio, retire el saquito de té y vuelque suavemente el té obtenido sobre la cepa de Kombucha.
- Cubra el envase con un paño de algodón, para que haya circulación de aire sin contaminación de polvo sobre el hongo.
- Es importante que el recipiente en que se encuentra el hongo esté en un lugar fresco, ventilado y que no reciba los rayos del sol directamente.
- Cuando hayan pasado los 10 a 15 días aproximadamente notará que el hongo (cepa) flota sobre el té y ha adquirido un tono dorado.
- El olor es como sidra o un poquito avinagrado.
- La textura del hongo (cepa) es suave y homogénea.
- Cuele el té y guárdelo en un frasco o botella de vidrio.
- El hongo (cepa) debe ser lavado con agua limpia y fría guardado en el refrigerador para la próxima vez que desee preparar el nuevo té.

Composición Quimica

100 ml. del té preparado a base de la cepa de Kombucha contiene:

- Vitamina B1
- Vitamina B2
- Vitamina B3
- Vitamina B6
- Vitamina B12

- 6.3 g. de glucosa
- 2.8 g. de sacarosa
- 0.0 g. de ácido láctico
- 0.1 g. Vitamina C
- 0.2 g. de fructosa
- 0.5 % de alcohol
- Enzimas

El preparado del té de Kombucha manifiesta efectos muy saludables para quienes lo ingieren diariamente, pero siempre debe consultar con un especialista en nutrición ortomolecular.

Usos del Té Kombucha

Efectos sobre el aparato digestivo:

- Regulador de la actividad del tubo digestivo.
- Estimula la función excretora logrando la desaparición del estreñimiento.
- Cura úlceras estomacales.
- En caso de colitis actúa con éxito.
- Cura enfermedades internas del intestino grueso y delgado.

Efectos sobre la circulación sanguínea y problemas del corazón:

Ayuda a la regeneración de las paredes celulares contribuyendo a la eliminación de la arterioesclorosis.

- Paulatinamente baja los niveles de colesterol.
- Evita la acumulación de grasas favoreciendo la pérdida de peso excesivo.
- Previene las enfermedades coronarias, arteriales y paros cardíacos.
- Contribuye al mejoramiento de la irrigación sanguínea.
- Tomándolo diariamente elimina la urea en 3 meses.
- Estabiliza los niveles de glucosa en sangre.

Efectos en las Enfermedades relacionadas con la Piel:

- A veces puede eliminar la psoriasis por completo o mejorarla de forma pronunciada.
- Es excelente en los tratamientos contra el acné, pues mejora sensiblemente el aspecto y la frescura de la piel.
- Contribuye a mantener la piel fresca y tersa, evita las arrugas.

Efectos en el Aparato Respiratorio:

- Las amigdalitis desaparecen con el té Kombucha.
- Refuerza el sistema inmunológico, estimulando su funcionamiento.
- Alivia las bronquitis y casos de asma.

Efectos ante las Enfermedades propias de la Vejez:

- Contribuye a mejorar la movilidad en las extremidades en casos de artritis.
- Colabora en la recuperación muscular cuando haya problemas de tensión o dolores de hombros, cuello y músculos.
- Quita las manchas de la piel propias del avance del tiempo.
- En las fases primarias del cáncer puede hacer remitir a ésta enfermedad.
- Disminuye notablemente las molestias de la menopausia.
- Colabora en la elaboración de hormonas haciendo recuperar el vigor sexual y glandular general.
- Elimina el agotamiento mental, stress, dolores de cabeza.
- Es muy apreciado en los tratamientos de las cataratas y problemas visuales.

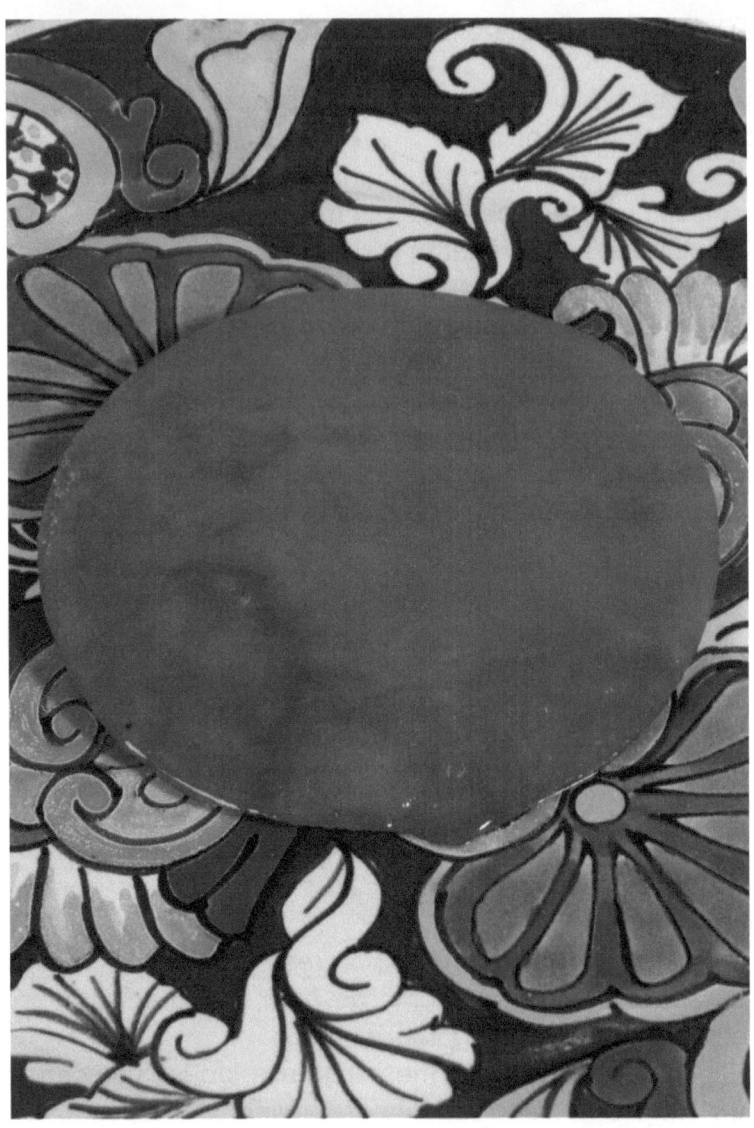

- Ayuda a los riñones y vesícula, limpiándolos para su mejor funcionamiento. Kombucha es básicamente un HONGO que vive y se reproduce, multiplicándose en un medio líquido, compuesto por TE y AZÚCAR. Su composición es: fermentos de bacterias y células de levadura agrupadas que forman una membrana uniforme y gelatinosa.

El proceso de fermentación y oxidación es complejo, cuando se absorbe el azúcar, se producen reacciones que conforman otros elementos muy valiosos:

- Ácido láctico.
- Ácido acético.
- Vitaminas C.
- Vitamina B 1.
- Vitamina B2.
- Vitamina B3.
- Vitamina B6.
- Vitamina B12.
- Aminoácidos.
- Antibióticos.
- Antioxidantes.
- Nutrientes.
- otros elementos antisépticos, etc.

Cuando estos complejos procesos y creación de valiosos elementos son absorbidos por el organismo, a través de la ingesta, producen un bienestar general, contrariamente a lo que se pudiera pensar. No producen efectos colaterales ni secundarios de importancia. Sus propiedades encantan al metabolismo permitiendo que las membranas celulares se estabilicen y regulen.

NOTA: algunos componentes presentes en el preparado son: glucosa – fructosa – sacarosa – ácidos láctico y acético – ácido ascórbico – enzimas – vitaminas C y B1 – B2 – B3 – B6 -B12 – alcoholes – minerales y oligoelementos (propios del vehículo liquido) – residuos orgánicos vivos (convertibles en nuevas membranas) – nutrientes.

ACTIVIDAD BIO-TERAPÉUTICA

1. Estimula a las bifidobacterias.
2. Protege contra la colonización de microorganismos patógenos.
3. Limita la translocación bacteriana.
4. Mejora la motilidad intestinal.
5. Participa en la desconjugación de ácidos biliares.

6. Mejora el ciclo enterohepático.
7. Mejora la degradación y la digestión de carbohidratos no digeribles.
8. Mejora la digestibilidad de la leche.
9. Disminuye el dolor abdominal, flatulencia y diarrea.
10. Disminuye el nivel de colesterol sérico.
11. Mejora la absorción de calcio.
12. Aumenta la síntesis de vitamina B y enzimas digestivas.
13. Estimula las defensas inmunológicas (como la fagocitosis).
14. Contribuye al tratamiento y prevención de las alergias.
15. Puede disminuir el riesgo de cáncer gastrointestinal y el efecto antitumoral.

CAPÍTULO VI

DIETA CRIMINALIDAD Y DELINCUENCIA

6. DIETA, CRIMINALIDAD Y DELINCUENCIA

No va ser extraño para nuestros lectores, que nosotras consideremos que sí hay una relación directa entre el aumento de la criminalidad y violencia y la mala forma de comer, que ha adoptado el mundo en estos últimos tiempos.

En busca de la modernidad hemos abierto las puertas de nuestros hogares a los efectos negativos de la nutrición chatarra, entregando sin querer a nuestros hijos a esta vorágine de mala comida y violencia.

Nuestras investigaciones que ya llevan más de una década, nos reafirman día a día los efectos de una mala dieta en la conducta.

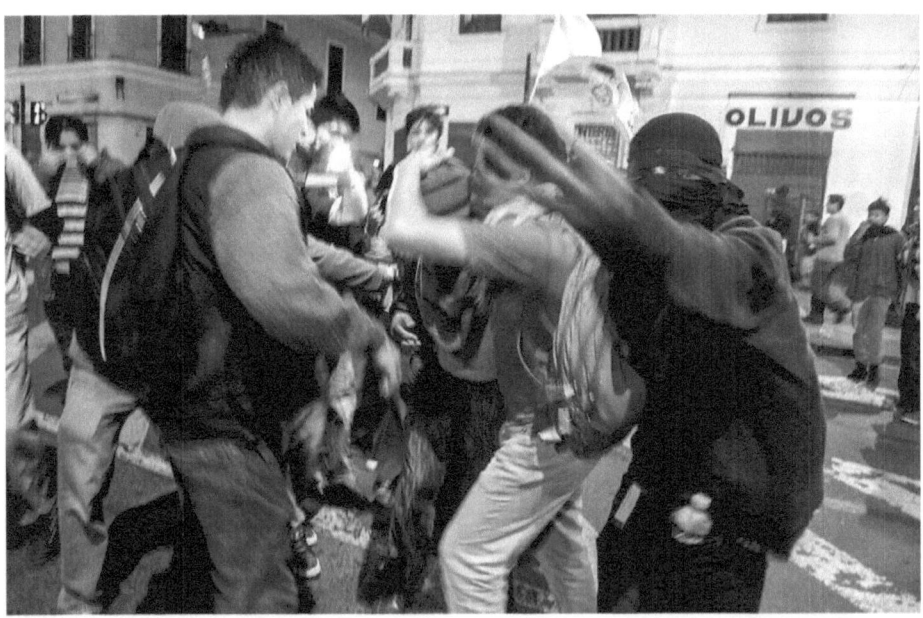

Ya en el año 2002, el Dr. Gesch y sus colegas proporcionaron los resultados de una investigación notable que exponía una relación directa entre el estado de nutrición y el comportamiento delictivo. En el estudio, fueron divididos en dos grupos 231 hombres de entre 18 y 21 años de edad.

A uno se le agregaron suplementos nutritivos a su comida, mientras que al otro sólo se le agregaron placebos. Ni los presos, ni los guardias, ni los investigadores en la cárcel sabían quiénes recibían los suplementos verdaderos, ni quiénes tenían los falsos.

Luego los investigadores controlaron cuántas veces los participantes infringieron las reglas de la cárcel y compararon los resultados con datos que habían sido recopilados durante los meses previos al estudio de intervención nutricional.

Los suplementos administrados en el marco de aquel estudio proporcionaron poco más del requisito diario recomendado de Vitaminas, Minerales y Ácidos Grasos; no fueron las "megadosis" que generalmente se usan en estudios nutricionales.

Los resultados fueron asombrosos. Los presos a los cuales se les habían dado suplementos durante cuatro meses consecutivos cometieron un promedio de un 26% menos de conductas antisociales en comparación con el periodo previo.

En cuanto a los graves incumplimientos de conducta, especialmente la práctica de violencia, la cantidad de actos violentos disminuyó en un 37%. Aquéllos que tuvieron placebos no manifestaron ningún cambio especial de comportamiento. Este estudio específico se diferenció de los muchos otros en el campo de las ciencias sociales por su minuciosidad y su rigor científico.

El experimento, cuidadosamente construido, descartó la posibilidad de que cualquier variable étnica, social, psicológica u otra pudiese afectar al resultado. En consecuencia, el Dr. Gesch y sus colegas obtuvieron pruebas científicas convincentes de que una mala nutrición tiene un papel decisivo en provocar un comportamiento agresivo.

El Dr.Gesch no ha sido el primero en llegar a este tipo de conclusiones, en su campo. Ya en el año 1978, investigadores de la revista Orthomolecular Psychiatry compararon el éxito de una libertad condicional estándar con una educación nutricional para reintegrar a la comunidad a 102 delincuentes en un periodo de 12 meses. El grupo que había recibido los suplementos nutricionales cometió sólo un tercio de los actos delictivos del grupo estándar.

A lo largo de los últimos 30 años, se acumularon este tipo de estudios de manera constante: hay una relación causa efecto entre dietas con carencias y conductas antisociales. Particularmente, los resultados del Dr. Gesch se basan en aquéllos del Dr. Stephen Schoenthaler, un profesor de justicia criminal de la Universidad del Estado de California en Stanislaus, quien desde hace mucho tiempo sostiene que una comida de mejor calidad equivale a un mejor comportamiento, así como a un mejor coeficiente intelectual y a un rendimiento escolar más elevado.

El Dr.Schoenthaler y sus colegas estudiaron elementos de nutrición y de comportamiento en una notable diversidad de reformatorios de menores de edad y prisiones de adultos, y en escuelas públicas de los EE. UU. Su registro de estudios a lo largo de las dos últimas décadas es voluminoso y produjo resultados impresionantes, sólo por haber hecho ajustes en el consumo de alimentos y/o por haber añadido suplementos nutritivos.

En nuestro país consideramos que este fenómeno de la violencia se viene incrementando de forma exponencial y a través de este libro queremos brindar las medidas tanto correctivas como preventivas, estamos dispuestas a coordinar con las autoridades competentes, que a nuestro entender van desde el Ministerio de salud, Educación y Justicia. Así como a nivel local, municipalidades y centros educativos.

Las malas dietas están alterando las normas sociales del comportamiento sin que aún nos demos cuenta, ya que una nutrición inadecuada no sólo afecta al comportamiento, sino que también a la percepción y el entendimiento, hasta el punto de que posiblemente una persona con carencias nutritivas no tenga las facultades mentales para diferenciar entre un comportamiento bueno y malo, o apropiado e inapropiado.

Palabras del Dr. Bernard Gesch:

"El mensaje que tenemos que comprender es que puede ser que, a través de nuestra complacencia alimenticia, es posible que hayamos destruido nuestra habilidad para pensar. Al menos en parte. Y si es verdad que somos lo que comemos, visto que hemos hecho cambios sin precedentes en nuestra dieta actual, comparada con la de nuestros antecesores, ¿no tendríamos que estar preocupados por aquello en que nos estamos convirtiendo?".

El vínculo entre los alimentos y la salud física se acepta con más facilidad entre los profesionales, la relación entre la nutrición y una mente en buena salud sigue siendo controversial. Esto está en parte debido a que, a lo largo de su educación, los médicos y psicólogos reciben poca formación en el campo de la nutrición. De la misma manera, escasamente se educa a los criminólogos en bioquímica, y a los nutricionistas no se les ofrece una experiencia práctica con los infractores o los enfermos mentales.

6.1 EXCESO DE LA AZÚCAR EN LA DIETA

En un reciente estudio nutricional, al adoptar una dieta pobre en azúcar, se dio una reducción del 44% en los comportamientos antisociales entre más de mil delincuentes menores de edad.

¿Por qué entonces los gobiernos siguen ignorando lo que damos de comer a nuestros hijos? El problema puede extrapolarse a cualquier zona del planeta donde hoy impera la comida chatarra.

La importancia del control de la glucosa en relación con el comportamiento es un hallazgo que se repite entre la población delincuente. En Finlandia el Dr. Matti Virkkunen investigó el equilibrio de la glucosa en 60 delincuentes habituales. Todos presentaban hipoglicemia reactiva.

Un estudio posterior confirmó una mayor actividad de la insulina durante los test de tolerancia a la glucosa entre los delincuentes violentos habituales.

En los Estados Unidos, el Dr. Stephen Schoenthaler, director del Departamento de sociología y de justicia penal de la Universidad estatal de California, ha descrito.

- Una reducción del 21 % en el comportamiento antisocial.
- Una reducción del 25% de los asaltos.
- Una reducción del 75% en el uso de restricciones.
- Una reducción del 100% de los suicidios.

Luego de haber sometido a 3000 internos de una prisión a una dieta experimental con reducción de los alimentos refinados y azucarados.

Estos resultados se confirmaron en un estudio de doble ciego de 1,382 delincuentes juveniles detenidos, a los que se le dio una dieta con restricción de azúcar. El comportamiento antisocial disminuyo en un 44%, con descensos mucho más llamativos entre los que habían incurrido en delitos más graves.

Un rebote conocido como hipoglucemia reactiva, que se produce después de un rápido aumento de los niveles de azúcar en sangre tras consumir azúcar, dulces o estimulantes, va asociado a cansancio extremo, depresión, agresividad e intento de suicidio.

Así también en el Centro Correccional Naval de Estados Unidos en Seattle, se tomaron medidas para disminuir la facilidad de acceso a los carbohidratos refinados.

Nueve meses después se descubrió que existía una reducción clara en el número de enfermedades y los reportes por indisciplinas durante ese año disminuyeron doce por ciento respecto al año anterior.

El Dr. Tamara cree que una dieta baja en azúcar eliminará las oscilaciones de humor de sus prisioneros y una dieta vegetariana reduce su hostilidad y agresión.

Ahora se considera al programa nutricional y a la dieta como esenciales para el proceso de rehabilitación. Se ha visto que generalmente a las seis semanas de seguir una dieta balanceada, con alimentos naturales y baja en azúcar, se produce una caída marcada en el comportamiento agresivo.

En un estudio realizado por el Instituto Nacional de Alcoholismo, el 90% por ciento de los pacientes tuvieron una mala tolerancia a la glucosa, sufriendo de hipoglicemia (nivel bajo de azúcar). En casi todos los casos se documentaron clínicamente mejorías cuando los pacientes eliminaron todos los carbohidratos refinados, la cafeína y el cigarro y tomaron grandes dosis de Vitamina B3 (niacina) y Vitamina C.

Nos preguntamos si en ciudades como Lima, Arequipa, Cuzco, Trujillo, Chiclayo que tienen una visión más cosmopolita de la alimentación y donde se ha copiado esquemas de comida rápida.¿No hay también un incremento del crimen organizado y la violencia juvenil?.

Nosotras creemos que el exceso de azúcar refinada y carencias nutricionales están haciendo de nuestras principales ciudades focos de criminalidad y delincuencia.

6.2 CONTAMINACION MEDIO AMBIENTE Y DELINCUENCIA

Durante más de 10 años hemos analizado y comparado los resultados de los mineralogramas de cabello de niños afectados conductualmente y hemos podido verificar que sus cuerpos contienen elevadas cantidades de metales pesados como mercurio, aluminio, cadmio y plomo. Ningún país en el mundo está ajeno a la contaminación, pero el Perú al ser un país minero, incrementa el riesgo de intoxicación en su población.

Estudios en Australia (Dr. Freeman) refieren que existe una relación directa entre la cantidad de plomo elevada y los trastornos de conducta y actividades delincuenciales.

En Estado Unidos (Dr.Herbert Needleman y sus colaboradores) observaron una correlación en el comportamiento antisocial de 2,146 niños con altos niveles de plomo en los dientes.

Estudios realizados por Dr. Thompson y sus colaboradores en el Departamento de Educación de la Universidad de Edimburgo y en la Universidad de Montreal hallaron que niveles elevados de plomo y cadmio en la sangre en niños, los llevaba a tener conductas inadecuadas.

Los oligoelementos tóxicos, tales como mercurio, plomo, aluminio, cadmio, entre otros, son muy peligrosos para la salud y pueden impedir el desarrollo normal de la persona y el funcionamiento cerebral. Hoy en día en que han aumentado los niveles de contaminación ambiental, muchos trastornos en desarrollo y problemas de salud se han incrementado a la par, encontramos contaminantes en productos químicos, fertilizantes, pinturas, materiales de construcción, sustancias cosméticas, perfumes, desodorantes, en pescados, amalgamas dentales y varias otras fuentes.

Muchos síntomas asociados con esta contaminación, son difíciles de diagnosticar sin análisis adecuado.

Hay muchas enfermedades actualmente que se relacionan con el exceso de contaminantes como por ejemplo:

- Alzheimer
- Ansiedad y estrés
- Esclerosis Múltiple
- Hiperactividad
- Déficit de Atención
- Autismo
- Trastorno Generalizado del Desarrollo
- Fatiga Crónica
- Trastornos de Lenguaje
- Disfunciones de Integración Sensorial
- Depresión - Piel seca - Convulsiones
- Disminución, pobre o excesivo apetito
- Psicosis
- Otitis Media continua
- Reumatismo
- Síndrome de Tourette

6.3 FALTA DE NUTRIENTES Y DELINCUENCIA

Todos estos años de observación y práctica nos permiten afirmar que desviaciones conductuales están vinculadas directamente a deficiencias nutricionales.

La introducción de suplementos nutricionales en personas con deficiencias específicas nos han permitido ver los cambios conductuales positivos una vez que la persona afectada cumple con el requerimiento nutricional del que fue deficiente. Por ejemplo para algunas personas es increíble saber cómo el zinc siendo un antagonista de los metales pesados y administrándolo en suplemento ha tenido efectos favorables sobre la conducta. La deficiencia de zinc se ha relacionado con hiperactividad, trastornos del aprendizaje y trastornos alimenticios.

En estudios realizados por el profesor Stephen Schoenthaler se encontraron varias pruebas de extensas deficiencias en ácido fólico, en Tiamina (Vitamina B1) y en Vitamina C, simplemente añadiendo zumo de naranja que contuviera estos nutrientes a la dieta de los detenidos se dio lugar a la reducción del 47% en el comportamiento antisocial entre los delincuentes juveniles.

También se ha demostrado la correlación entre las deficiencias en calcio, magnesio, zinc, selenio y ácidos grasos esenciales y un aumento de la violencia.

Se ha demostrado que la simple adición de un suplemento multivitamínico y mineral produce efectos extremadamente positivos sobre la conducta de las poblaciones en penales de los Estados Unidos.

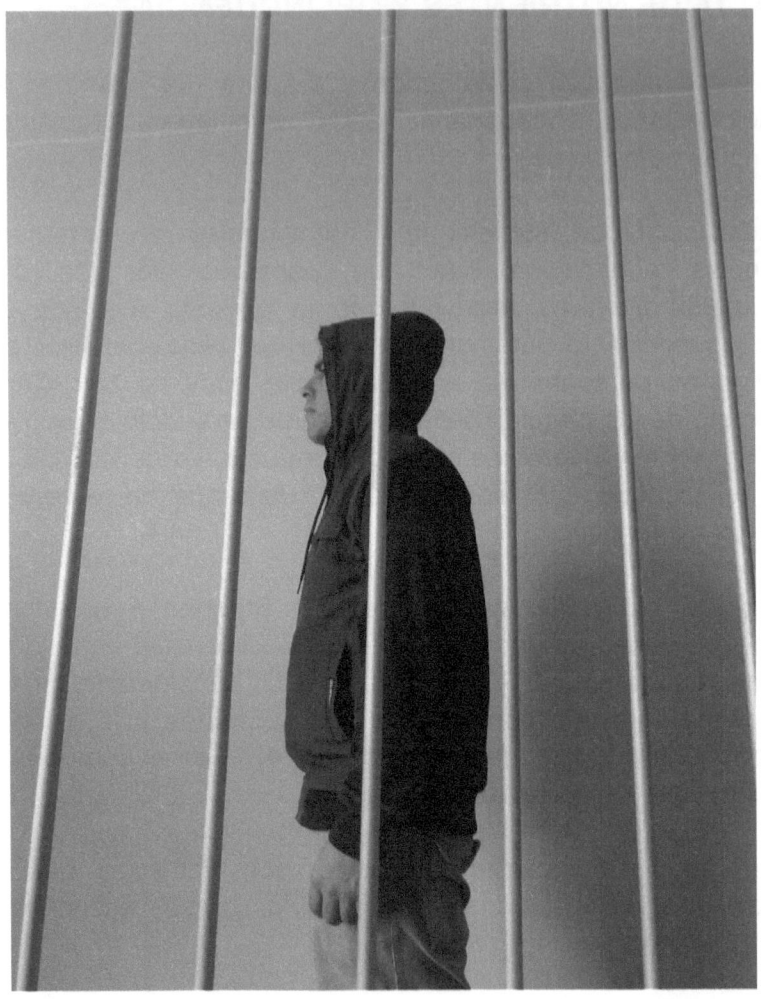

Los delincuentes que recibían los nutrientes realizaron un 22% menos de asaltos al personal y un 21% de reducción de conductas antisociales.

Las deficiencias en grasas esenciales son un factor real que contribuye a las desviaciones del comportamiento. La dieta moderna ha reducido nuestro consumo de ácidos grasos esenciales, los cuales también escasean en el embarazo y si es así habrá un efecto sobre el desarrollo mental y el comportamiento del nuevo niño a nacer.

6.4 ALIMENTOS QUE NO NOS AYUDAN A SOCIALIZAR

Una dieta alta en alimentos refinados y aditivos químicos conlleva a trastornos en el sueño, electroencefalograma anormales y grandes problemas digestivos e inadecuado control de esfínteres.

Las alergias IgG pueden provocar cambios de doble personalidad en la conducta, tal como se ha descrito perfectamente en con TEA (trastorno del espectr Autista) con intolerancia a sustancias químicas o a los alimentos.

Miles de sustancias químicas, nuevas en los alimentos contribuyen a desviar las conductas. Entre los alimentos que consideramos dañinos por formar opiáceos en nuestros cuerpos están los lácteos y el trigo, cuyo consumo en exceso está descrito en los comportamientos delictivos. Por lo cual recomendamos consumir alimentos integrales y orgánicos.

Desde estas páginas instamos a nuestras autoridades penitenciarias a realizar cambios nutricionales y trabajar con nutrientes las mejoras conductuales de los internos, para así conseguir una real rehabilitación de las personas que han caído en estos malos hábitos de vida.

CAPÍTULO VII

DESINTOXICACIÓN

7.1 DESINTOXICACION

La desintoxicación es el proceso de eliminar las toxinas del cuerpo. Las toxinas son sustancias nocivas u organismos que interfieren con una salud óptima. Los parásitos, bacterias, metales pesados, residuos químicos y exceso de hormonas que se encuentran en las carnes y aves comerciales son unos cuantos ejemplos.

Principalmente estas toxinas se acumulan en el hígado y tracto intestinal, pero también se pueden encontrar en cualquier parte del cuerpo. Las toxinas debilitan el sistema inmunológico e impiden la capacidad del cuerpo para combatir las enfermedades.

Desintoxicar es limpiar. El propósito es darle a su interior un "comienzo fresco" reduciendo el peso tóxico que ya lleva el cuerpo.

Los niños responden rápidamente a los métodos más suaves de limpieza.

El polvo de cáscara de "psyllium" aumenta las fibras y ayuda a la eliminación. Los jugos vegetales, preparados de alimentos a los que no son alérgicos, son buenos para desintoxicar a los niños.

La desintoxicación intensiva no es para todos. Se debe considerar la edad y condición de la persona.

Durante el ayuno el cuerpo está libre de exposición de los alimentos. El cuerpo elimina los desperdicios. Debido a esto se puede tener dolor de cabeza, fatiga, dolores articulares y musculares, escalofríos, diarrea y otros síntomas crónicos. No se preocupe por esto, al contrario, estos son síntomas de su próxima recuperación.

Dependiendo del tipo de toxina que se aloje en nuestro cuerpo puede haber mayor grado de peligrosidad; el aumento de las sustancias tóxicas en la últimas décadas, está para nosotras estrechamente relacionado con el incremento de personas que sufren sintomatologías difíciles de diagnosticar. La cantidad de toxinas que absorbemos a diario aumenta exponencialmente superando la capacidad de eliminación de nuestro propio cuerpo.

Los principales depósitos de residuos en nuestro cuerpo son el tejido adiposo, los nervios, el cabello y las uñas. Los órganos excretores también son preciados depósitos de los tóxicos.

El ácido oxálico, residuos de medicamentos y conservantes se acumulan, principalmente en los riñones. Los intestinos y el estómago son asidero de flúor, del cloro, del fósforo, del cobre, del plomo y del mercurio. La formación de nuestra sangre, nuestro corazón y el cerebro también se ven dañados por las toxinas.

Por otra parte la lista de aditivos es cada vez más larga y no sabemos a futuro qué carga tóxica tendrá para nuestro cuerpo. Vivimos en una época bastante contaminada que clama urgentemente una DESINTOXICACIÓN.

Un gran depósito de tóxicos se encuentra en el intestino, si hay estreñimiento o evacuación defectuosa estamos en continua auto intoxicación. La modernidad ha hecho de nosotros una humanidad de barrigas deformadas.

Una forma sencilla no entendida ni atendida para evitar la intoxicación es EL MASTICAR CORRECTAMENTE. La buena mezcla con la saliva permite una mejor digestión de los alimentos, en ese sentido es importante y saludable saborear las comidas.

El órgano de excreción por excelencia es el intestino, por lo tanto todo lo que estimula la actividad intestinal de forma natural apoya a la desintoxicación. Lo mejor es una alimentación rica en fibra y si fuera necesario el consumo adicional de higos macerados, semillas de linaza y cáscaras de semillas de yanten (plantago).

Desde las 4 de la mañana hasta el medio día toca la depuración del organismo, del medio día hasta las 8 de la noche está reservado para la descomposición de los alimentos, por lo que ingerir alimentos a altas horas de la noche colabora a la intoxicación.

Otro órgano de excreción típico son los riñones cuyo funcionamiento sin trastornos apoyará a una buena depuración. Los riñones pueden estimularse mediante infusiones. El momento de máxima actividad es de 5 de la tarde a 7 de la noche, por lo que la infusión deberá ser tomada antes de este horario. Como mínimo debemos beber dos litros de agua al día y hacer ejercicios de gran exudación.

El sistema linfático es un canal de derivación y de depuración, a través de la fitoterapia y la homeopatía es posible liberar este sistema de tóxicos.

La piel es también un órgano de excreción que no debemos descuidar, por lo tanto la sudoración generada por la práctica diaria del deporte facilita este proceso natural de liberarnos de las toxinas.

El pulmón es el órgano mediante el cual podemos eliminar el dióxido de carbono; aprendiendo técnicas de respiración facilitando el deshacernos de los elementos de desecho.

Mientras el intestino, los riñones, la piel y pulmón son responsables de la excreción, es el hígado el órgano de desintoxicación por excelencia, debiendo siempre abastecer al hígado de hierbas y nutrientes que activen y regeneren sus funciones.

Un camino importante de excreción para las mujeres es la menstruación, la cual permite liberar de la sangre lo que el cuerpo ya no necesita.

Una forma poco conocida es la que se realiza a través de la leche materna, por lo tanto las madres deben ser consientes de su salud y antes de su embarazo convendría aplicar medidas de desintoxicación para que esto no ocurra a costa de su bebé cuando le da de lactar.

Ahora queremos ahondar en el tema de los metales pesados que cada día irrumpen más nuestros espacios de vida.

MINERALOGRAMMA

ELEMENTOS POTENCIALMENTE TOXICOS

ELEMENTOS TOXICOS	RESULTADO µg/g	MARGEN DE REFERENCIA	PORCENTAJE 68th 95th
Aluminio	9.4	< 7,0	
Antimonio	0.13	< 0,066	
Arsenico	0.33	< 0,080	
Berilio	< 0,01	< 0,020	
Bismuto	0.028	< 0,060	
Cadmio	0.61	< 0,15	
Plomo	7.8	< 2,0	
Mercurio	0.80	< 1,1	
Platino	< 0,003	< 0,005	
Talio	0.001	< 0,010	
Torio	< 0,001	< 0,005	
Uranio	0.050	< 0,060	
Niquel	0.26	< 0,40	
Plata	0.38	< 0,12	
Estano	0.41	< 0,30	
Titanio	0.56	< 1,0	

Total Toxico Representacion

ELEMENTOS NUTRIENTES Y OTROS

ELEMENTOS	RESULTADO µg/g	MARGEN DE REFERENCIA	PORCENTAJE 2.5th 16th 50th 84th 97.5th
Calcio	1030	200- 750	
Magnesio	57	25- 75	
Sodio	140	12- 90	
Potasio	190	9- 40	
Cobre	13	10- 28	
Cinc	160	130- 200	
Manganeso	0.65	0,15- 0,65	
Cromo	0.36	0,20- 0,40	
Vanadio	0.089	0,018- 0,065	
Molibdeno	0.13	0,025- 0,064	
Boro	6.8	0,40- 3,0	
Yodo	2.4	0,25- 1,3	
Litio	0.096	0,007- 0,023	
Fosforo	178	160- 250	
Selenio	0.99	0,95- 1,7	
Estroncio	7.4	0,30- 3,5	
Azufre	45700	44500- 52000	
Bario	1.1	0,16- 1,6	
Cobalto	0.022	0,013- 0,035	
Hierro	12	5,4- 13	
Germanio	0.035	0,045- 0,065	
Rubidio	0.33	0,011- 0,12	
Circonio	0.45	0,020- 0,44	

INFORMACION MUESTRA

COMENTARIOS: 98847
Fecha de Toma:
Fecha de Recepcion: 4/8/2006
Fecha de Realizacion: 7/8/2006

Tamaño de la Muestra: 0.195 g
Tipo de Muestra: Head
Color del pelo:
Tratamiento del pelo:
Champu:

Analisado con: ICP-MS

V04.01

RATIOS

ELEMENTOS	RATIOS	MARGEN DE REFERENCIA
Ca/Mg	18,1	4 - 30
Ca/P	5,79	0,8 - 8
Na/K	0,737	0,5 - 10
Zn/Cu	12,3	4 - 20
Zn/Cd	262	> 800

The Great Plains Laboratory, Inc. · 11813 W. 77 Street, Lenexa KS, 66214 · Tel: 913.341.8949 · Fax: 913.341.6207

Así por ejemplo el arsénico lo encontramos en insecticidas, agua de minas, humo, moluscos, exposición industrial y manufactura de componentes electrónicos.

El Plomo lo encontramos en pinturas, en agua de bebidas, algunos fertilizantes, polución, utensilios de cocina y tinta de periódicos.

El Mercurio se encuentra en las amalgamas dentales, pescado contaminado, aguas, agentes dermo-protectores, instrumentos como termómetros, interruptores eléctricos, fungicidas, antisèpticos,

179

desinfectantes, electródos y baterías, algunos fertilizantes y en las industrias de papel y oro. También lo encontramos en los preservantes de las vacunas y en los focos ahorradores.

Las fuentes de **Aluminio** más comunes se encuentran en medicinas antiácidas, recipientes de cocina, en el proceso industrial quesero, en el agua y componentes de productos como desodorantes.

El Uranio está presente en niveles muy variables, en tierras pantanosas, en raíces de plantas y en fertilizantes fosfatados. Otras fuentes de uranio se encuentran en: las cerámicas, algunos cristales coloreados y algunos productos de limpieza que tienen acetato de uranio.

El Antimonio es un elemento no esencial del organismo pero muchos alimentos y el humo son fuentes principales de este. La pólvora de fusil contiene antimonio. Otras fuentes son la industria textil, los fármacos antiparasitarios, la manufacturación de pinturas de cristales, cerámicas, baterías y semiconductores.

Nombraremos cuáles son los síntomas característicos por los metales anteriormente nombrados:

Mercurio:

- Disminución de la percepción táctil, auditiva y visual.
- Pobre sentido del gusto ú olfato
- Alteraciones auditivas.
- Falta de memoria y función cognitiva
- Infecciones recurrentes (incluida la candidiasis)
- Hipersensibilidad y alergias.
- Deficiencia de la función inmunitaria
- Poco apetito
- Depresión
- Hormigueo o cosquilleo en las extremidades
- Fatiga crónica
- Inestabilidad emocional
- Problemas cardiovasculares
- Anemia

- Lengua irritada, blanquecina y/o geográfica.
- Náuseas
- Acné o piel grasa
- Infertilidad

Plomo:

- Falta de memoria o concentración.
- Pobre coordinación muscular Gruesa y Fina.
- Irritabilidad.
- Dolores abdominales.
- Falta de desarrollo óseo.
- Dolores de músculos y huesos.
- Falta de apetito.
- Dolores de cabeza y migrañas.
- Estreñimiento.
- Hiperactividad.
- Anemia.
- Insomnio.
- Perturbación en el sueño.
- Infecciones frecuentes.
- Excesiva sudoración o sudor frío.
- Fatiga.
- Gota.
- Hipertensión.
- Depresión.
- Espasmos musculares.
- Mareo o poco sentido del equilibrio.
- Adicción al dulce.
- Sensación de somnolencia durante el día.
- Pobre sensación de alerta.
- Manos frías.

Cadmio:

- Dolores de huesos y músculos.
- Náuseas.
- Poco apetito.
- Fatiga/ poca energía.

- Anemia.
- Hipertensión.
- Dolor lumbar.
- Arterioesclerosis.
- Problemas de riñones, asociados a pérdida de minerales, aminoácidos y proteínas en la orina.

Arsénico:

- Aumento de la salivación/ pobre control salival.
- Infecciones frecuentes.
- Dermatitis/ eczema.
- Debilidad muscular.
- Aliento con olor a ajo (sin haberlo comido).
- Malestar general.
- Cataratas.
- Hipertensión.

Aluminio:

- Problemas de comportamiento.
- Hiperactividad.
- Lengua irritada.
- Desorden de la función mental.
- Fatiga o agotamiento.
- Anemia.
- Poco apetito.
- Náuseas.
- Problemas óseos.
- Palidez.

7.2 NUTRIENTES ESPECIFICOS PARA COMBATIR LOS METALES PESADOS:

Mercurio:

- Zinc: Actúa como agente quelador y antioxidante.
- Calcio: Actúa como agente quelador.

- Selenio: Neutraliza los efectos del mercurio y actúa como antioxidante.
- Vitamina E: Trabaja en sinergia con el selenio para neutralizar el mercurio y actúa como antioxidante.
- Complejo de las vitaminas B: importante para combatir los efectos del mercurio en la función cerebral.

Cadmio:

- Calcio y magnesio: ayudan a eliminar el cadmio del organismo.
- Zinc: Antagonista del cadmio y actúa como antioxidante.
- Hierro: Antagonista del cadmio.
- Cobre: Trabaja en sinergia con el zinc para eliminar el cadmio y es cofactor de nuestras enzimas antioxidantes.

Plomo:

- Calcio: previene que el plomo sea depositado en los tejidos.
- Magnesio: Necesario para equilibrio del calcio.
- Manganeso: Actúa como agente quelador y es cofactor de nuestras enzimas antioxidantes.
- Zinc: Actúa como agente quelador y antioxidante.
- Vitaminas B1 y B6 ayudan a eliminar el plomo del cerebro.

Aluminio:

- Calcio y magnesio: actúan como agentes queladores.
- Zinc: Antagonista del aluminio y actúa como antioxidante.

Arsénico:

- Zinc: Protege contra los radicales libres formados por el arsénico y actúa como antioxidante.

7.3 LIMPIEZA CON HIERBAS

La zarzapararrilla, el diente de león y la raíz de la viña oregón son hierbas muy efectivas para purificar la sangre y estimular la desintoxicación del hígado. Otras hierbas limpiadoras son las ortigas, clavo rojo, alfalfa, salvia, oxiacanta y raíz de bardana. Un té desintoxicante puede incluir hojas de abedul, hojas de perejil, hojas de verbena o uña de gato (ente otras).

Las hierbas limpiadoras pueden usarse con un ayuno de jugos si desea. Hay kits para la desintoxicación con hierbas disponibles que lo guiarán paso a paso. Una limpieza con hierbas se combina mejor con una limpieza de colon.

Limpie el colon, también.

Cuando el intestino está sucio, la sangre está sucia y por ende los órganos y los tejidos, es el intestino el que invariablemente debe cuidarse en primer lugar, antes que pueda efectuarse cualquier curación.

Es beneficioso añadir jugos vegetales a su dieta en lugar de algunas comidas, haciendo uso de nuestros extractores o licuadoras podemos proveer a nuestras familias de excelentes combinaciones vegetales y de frutas y así comenzar el proceso de desintoxicación.

7.4 EL AGUA NOS DESINTOXICA DIARIAMENTE

Una parte muy importante de la desintoxicación diaria es beber abundante agua pura.

Nuestro cuerpo está formado mayormente de agua y para permanecer saludables necesitamos beber mucha agua cada día para reemplazar las pérdidas y eliminar toxinas. Lamentablemente tenemos que encontrar una fuente confiable de agua pura o prepararla nosotros.

El agua corriente generalmente tiene cloro y fluor lo que la hace poco segura para beber para cualquier persona. En las zonas agrícolas comerciales, los pesticidas y otros contaminantes agroquímicos se han filtrado en el subsuelo y entrado en el agua que tomamos.

Es muy importante pensar de dónde viene el agua que tomamos y utilizamos para preparar nuestro alimentos y qué tipo de sistema para procesarla satisfacerá sus necesidades en el futuro.

Sistemas de tratamiento del agua con filtros pueden eliminar algunas sustancias dañinas, como ósmosis inversa y dispositivos de destilación eliminan muchos de los contaminantes pero también eliminan minerales.

Muchas compañías envasadoras de agua usan este tipo de dispositivos de filtración por ende debe agregar suplementos minerales al agua sino quiere que su salud se deteriore.

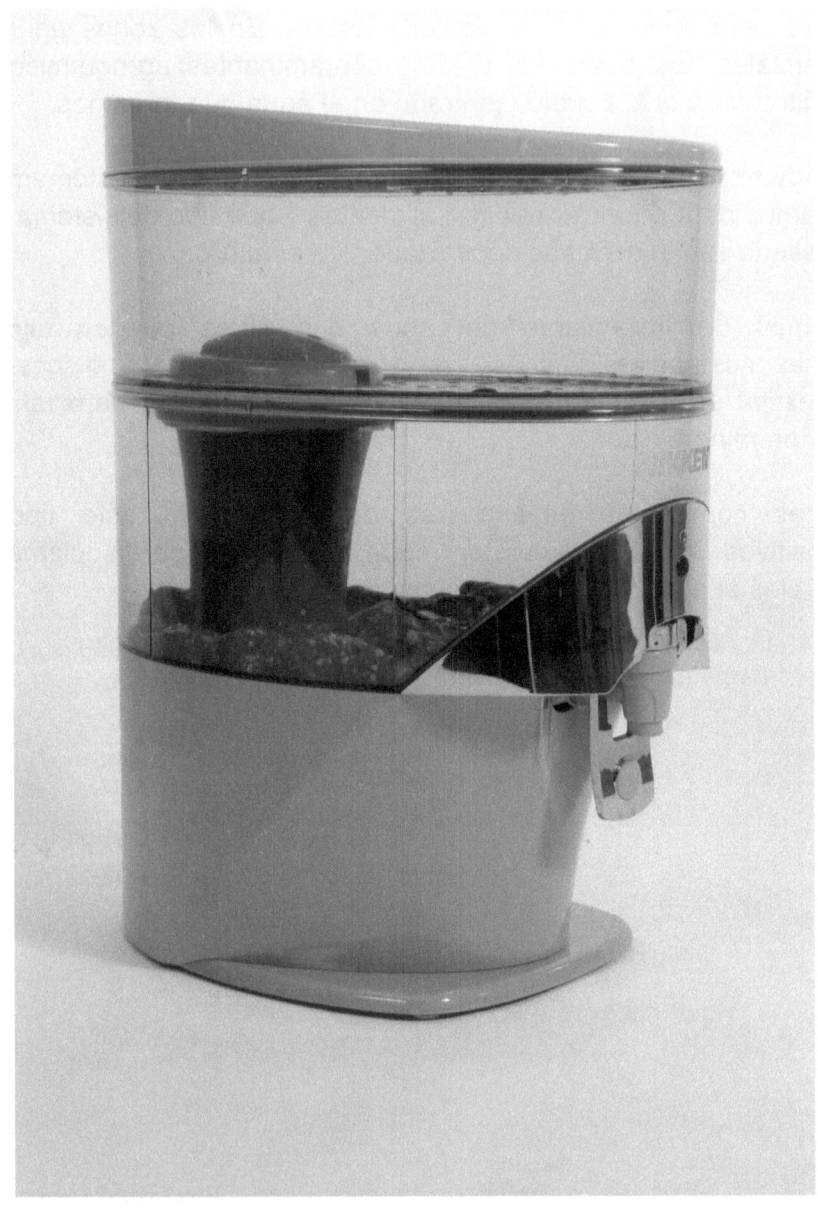

Muchos filtros no eliminan bacterias dañinas, parásitos, giardias ú otros patógenos, a menos que estén equipadas con filtros para dar una máxima protección. Es preferible usar aparatos que eliminen cloro, pesticidas, metales pesados como plomo y aluminio, asbestos, nitratos, gases, químicos, bacterias coliformes y parásitos.

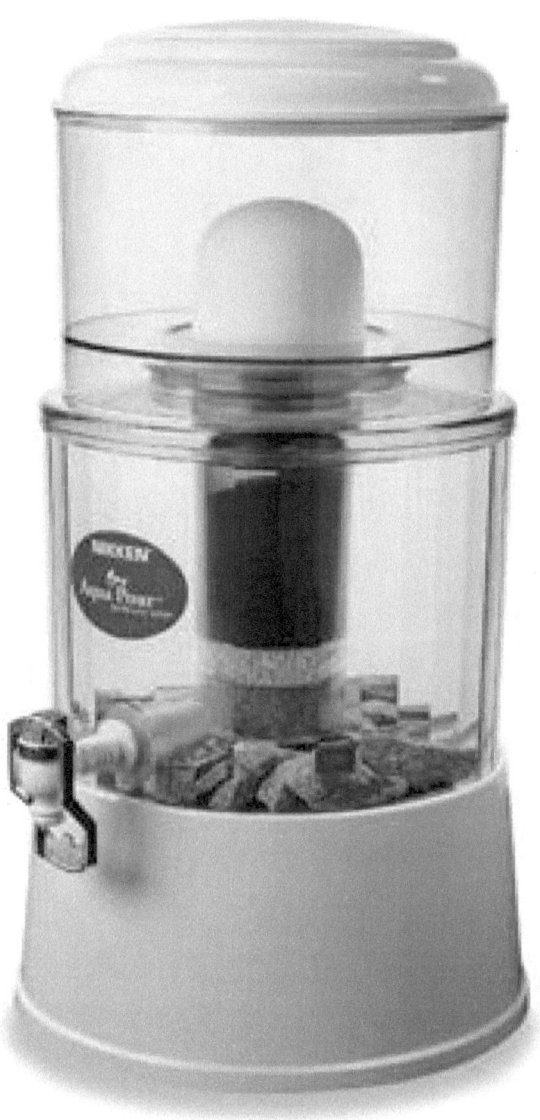

Finalmente diremos que la desintoxicación como opción es individual y depende de nuestra condición física y objetivos para nuestra salud y bienestar.

CAPÍTULO VIII

POR QUÉ CONOCER SOBRE EL PROCESO DE INTEGRACIÓN SENSORIAL EN EL NIÑO

8. INTEGRACIÓN SENSORIAL

Sí existe una relación directa de los atrasos de desarrollo y las alteraciones sensorio motrices en los niños de hoy y las deficiencias nutricionales de los siglos XX y XXI.

A lo largo de este libro hemos venido ahondando sobre la nutrición y su relación con las conductas y los trastornos del desarrollo de los niños, pero consideramos de igual importancia al proceso del desarrollo de la Integración Sensorial, proceso poco conocido aún, pero que su óptimo avance tiene un importante componente biológico.

Actualmente los altos índices de contaminación tienen una notoria concordancia con el alto número de niños con diversos trastornos del desarrollo, (Déficit de Atención, TDAH, TGD, Asperger y Autismo) los cuales para responder a las demandas escolares y sociales requieren asistir a diferentes tipos de terapias para propiciar más movimiento en sus cuerpos, mayor fluidez del lenguaje, mayor armonía con ellos mismos y con sus pares, ocasionando grandes gastos económicos y emocionales a sus padres y maestros, perdiendo así parte de su niñez y del natural juego y socialización desde edades tempranas.

A fines de la década de los años 60 la Dra. PhD Terapista Ocupacional Jean Ayres refiere en su libro "La Integración Sensorial y el Niño", que algunos investigadores pensaban que ciertos niños tenían una predisposición hereditaria para adquirir ciertos tipos de Disfunción Cerebral Mínima (término utilizado en los años 60), al diagnosticar niños con alteraciones sensoriales, a causa del incremento de toxinas en el medio ambiente, como la contaminación ambiental, ciertos virus destructivos y otros productos químicos que han proliferado en el planeta en estos últimos 50 años y que nuestros cuerpos asimilan, contribuyendo grandemente a la Disfunción de Integración Sensorial en los niños y jóvenes de hoy, llevándolos a tener malas respuestas en sus aprendizajes, inadecuados comportamientos y a la pobre capacidad para el ejercicio.

Desde el año 2000 se hablaba del incremento de casos de niños diagnosticados con diversos trastornos de desarrollo, en aéreas de lenguaje, emocional, aprendizaje y/o sensoriomotoras. Los especialistas referían que este incremento se debía a su mayor finesa de observación diagnóstica.

Nuestro cuestionamiento es

¿POR QUÉ SE HAN INCREMENTADO LOS CASOS DE NIÑOS CON TRASTORNOS DE DESARROLLO?

ya en todos los centros educativos nacionales y particulares se observa mayor cantidad de niños que alteran el desarrollo natural del aprendizaje.

Estadísticas realizadas en países del primer mundo, confirman esta observación.

Incidencia de Autismo Drivada del Departamento de Educación Especial de los Estados Unidos

ESTADO	PERIODO 1992- 1993	PERIODO 2001 – 2002	PORCENTAJE DE AUMENTO
Alabama	68	904	1,229
Alaska	8	223	2,688
Arizona	199	348	1,229
Arkansas	30	774	577
California	1,605	13,257	577
Colorado	14	538	3,743
Connectituc	164	1,470	796
Delaware	15	294	186
District of Columbia	0	144	Infinito
Florida	582	4,328	644
Georgia	262	2,462	840
Hawaii	52	380	631
Idaho	39	356	813

Illinois	5	3,802	75,940
Indiana	273	3,262	1,096
Iowa	67	554	727
Kansas	74	743	904
Kentucky	38	1,022	2,589
Louisiana	409	1,297	217
Maine	37	552	1,392
Maryland	28	2,396	8,457
Massachusetts	493	2,681	444
Michigan	288	4,719	1,539
Minnesota	296	3,270	1,005
Mississippi	0	461	Infinito
Missouri	336	1,953	481
Montana	20	197	885
Nebraska	4	415	10,275
Nevada	5	518	10.260
New Hampshire	0	404	Infinito
New Jersey	446	3,526	691
New Mexico	16	265	1,556
New York	1,648	7,023	326
North Carolina	768	3,095	294
North Dakota	9	144	1,500
Ohio	22	3,057	13,795
Oklahoma	31	785	2,432
Oregon	37	2,847	7,595
Pennsylvania	346	3,969	1,047
Puerto Rico	266	5118	95
Rhode Island	19	384	1,921
South Carolina	141	1,012	618
South Dakota	36	1,103	263
Texas	1,444	7,099	392
Utah	105	723	589
Vermont	6	248	4,033

Virginia	539	2,365	339
Washington	476	1,972	314
West Virginia	101	374	270
Wisconsin	18	2,247	12,383
Wyoming	15	117	680
50 States Dc,PR	12,222	97,847	701

Los trastornos de Desarrollo en los niños va en aumento, entre ellos el que más asusta a los padres es el Autismo.

En el año 2002, obtuvimos la primera información de la intima relación de los trastornos del desarrollo y la mala absorción nutricional, debido a una inadecuada desintoxicación, trayendo consigo diversos motivos para ocasionar una desnutrición celular en el bebé/niño y así una infinidad de trastornos en el crecimiento físico, sensoriomotor, lenguaje, emocional, conductual, de aprendizaje, de socialización, etc.

Estudios efectuados en nutrición ortomolecular y medicina natural y alternativa, nos permitió entender la relación tan directa de los desordenes bioquímicos y los cambios de conducta que se ven hoy en día, al estar todos más expuestos a una mayor cantidad de químicos, a través del aire, agua, tierra y también a través de los alimentos procesados con preservantes, saborizantes y colorantes.

En estos últimos tiempos la bioquímica de nuestros cuerpos se ve más afectada, trayendo consigo trastornos de todo tipo en nuestros organismos.

Ya el lector caerá en cuenta que la deficiencia de nutrientes y un mal proceso de absorción van a generar trastornos en el organismo y así en los sistemas sensoriales, alterando el desarrollo sensoriomotor desde etapas tempranas del bebé. Siendo necesario atender tempranamente ambas, la nutrición y su integración sensorial, para prevenir como para tratar los trastornos en el desarrollo.

Los signos y síntomas de los trastornos de desarrollo diferencian a un niño de otro, algunos pueden presentar conductas de las más leves mientras que otros, de las más severas.

Fácilmente estos signos y síntomas en los niños se vienen diagnosticando como de índole emocional (signos que la sociedad está más preparada para aceptar y ver), nosotras sabemos que muchas de estas conductas tienen un origen en una pobre regulación de las sensaciones en los sistemas auditivos, táctiles, visuales, olfativos, gustativos, vestibulares y propioceptivos.

Lo más probable es que estas dos últimas palabras en el párrafo anterior, vestibular y propioceptivo les resulte nuevas. El sistema vestibular y el sistema propioceptivo también son sistemas sensoriales que cumplen un papel pilar en el desarrollo de nuestro organismo. Desde ahora ya sabemos que son 7 los sistemas sensoriales, a los cuales hay que atender.

Desde nuestra infancia nos han enseñado que existen 5 sentidos, tacto, visión, audición gusto y olfato, pero como ya sabemos tenemos otros dos sistemas sensoriales que cumplen papeles importantes en nuestro desarrollo.

El sistema vestibular nos va a permitir percibir las sensaciones del movimiento y gravedad.

El sistema propioceptivo nos da conciencia de nuestro cuerpo.

Estos dos sentidos juntos con el tacto son los pilares en el proceso de la integración sensorial del ser humano. Este proceso se inicia en el momento de la gestación y debe terminar de integrarse entre los 7 ú 8 años de vida de un niño, dándole la oportunidad a responder a demandas de mayor complejidad, escolares, cognitivas, motoras, emocionales y sociales.

En estos últimos tiempos un mayor número de niños demora la culminación de este proceso, recién entre los 8 y 12 años de vida se observan logros esperados años anteriores.

Mi Hijo tiene Trastorno del Espectro Autista ¿ Por qué ?

Es doloroso que en los centros educativos y en los núcleos familiares no se reconozcan estos atrasos como de índole sensorial y exijan al niño a responder demandas que no se ajustan a su momento de vida.

Los niños que presentan algún atraso en su desarrollo sensoriomotor podrían mostrar combinaciones de factores hereditarios, genéticos y químicos.

La infancia transcurre entre sonidos, olores, imágenes, movimiento, sabores, etc., si el sistema nerviosos no se desarrolla correctamente durante esta la primera etapa de la vida, por ser altamente vulnerable a toxinas ambientales, se verá afectado el proceso del desarrollo integrativo sensorial.

Un niño con una alteración sensorial leve podría presentar alguna incomodidad en algunos momentos del día o noche pero no necesariamente lo perturba para dejar de cumplir con las actividades diarias. Podría pasar como que es un niño engreído, inquieto, malcriado, torpe y/o distraído.

A un niño con una alteración sensorial moderada, le incomoda sobremanera el contacto con los otros, no siempre responde cuando se le llama, le es difícil mantenerse sentado al recibir sus alimentos o en el salón de clase, se distrae fácilmente con estímulos visuales y/o auditivos, es selectivo con los alimentos, se desorganiza en espacios abiertos, le asusta algunos sonidos, le incomodan que le den besos y abrazos, le disgusta realizar juego de construcción con sus manos, se desorganiza en espacios abiertos, le es difícil "leer gestos", interpretar bromas, dificultando las situaciones de relación y la socialización, etc.

Un niño con una alteración sensorial severa, está como en una burbuja de cristal, vive desorganizado, asustado, se irrita fácilmente con sonidos, presenta llantos extraños y sin motivo aparente, muerde, corre sin sentido, no fija la mirada, no tolera ser tocado, busca recostarse sobre algún mueble, le gusta mantener algo entre sus dedos, parece disfrutar al darse vueltas sobre sí mismo o al hacer rodar objetos, se obsesiona por alinear objetos, no hace contacto de mirada, le es muy difícil comprometerse con algo o alguien. etc.

Estos signos y síntomas dados en alteraciones sensoriales leves, moderadas o severas nos harán recordar situaciones observadas en bebés – niños diagnosticados con Défict de Atención, TDAH, Asperger y Autismo.

Cuando un bebé – niño no se encuentra bien consigo mismo (no logra modular ni procesar adecuadamente los estímulos sensoriales que se encuentran dentro y fuera de su cuerpo) le será difícil responder a demandas del medio ambiente y a cumplir con su autocuidado.

- Si no logra cumplir a tiempo con el proceso auditivo, le será difícil filtrar sonidos externos e internos para atender a un solo estímulo, alterando el desarrollo de lenguaje, aprendizaje, atención auditiva y concentración.

- Si no logra procesar a tiempo el manejo del color, las formas, la luz, las sombras, las distancias, se verá alterada su información de la integración visomotriz, su capacidad de escribir entre dos líneas y sus futuros aprendizajes y contactos con el mundo visual que lo rodee.

- El sistema vestibular nos dice que si un bebé – niño no logra modular y/o procesar los cambios de movimiento al mover su cabeza le será difícil relacionarse con la gravedad, perderá el equilibrio, se tropezará con su entorno, se mareará con facilidad, buscará moverse constantemente, le será difícil reconocer si está quieto o en movimiento o qué tan rápido va, a qué dirección se dirige o a qué altura se encuentra, no logrando medir los riesgos de alturas.

- Si no logra modular y/o procesar los estímulos propioceptivos le será muy difícil tener conciencia de sí mismo, sensación que se da a través de los músculos, articulaciones, ligamentos y tendones. Perjudicando el reconocer qué espacio ocupa su cuerpo y qué espacio ocupan otros personas ú objetos en su entorno, que tan cerca o lejos está de una persona ú objeto.

- Si un bebé – niño no logra procesar y/o modular las sensaciones gustativas – olfativas – táctiles orales estaremos delante de un bebé – niño difícil para comer, pudiendo caer solo en sus necesidades alimenticias, dificultando la enseñanza a consumir nuevos alimentos nutritivos. Por lo general un bebé – niño con estas dificultades puede presentar una pobre sensación de tacto ante el alimento, intolerancia o rechazo a texturas, sabores, olores, volúmenes, colores, consistencias, temperaturas, también podría haber presencia de dolor, y/o temor etc.

Las alteraciones durante la succión – deglución podrán ser observadas durante los primeros años de vida, del bebé – niño. El bebé – niño puede mostrar molestia al masticar, llevando a la mamá a facilitar ese momento licuando los alimentos, impidiendo así que el bebé – niño fortalezca su musculatura oral e impidiendo el trabajo de las enzimas al masticar.

Las alteraciones sensoriales al gusto y olfato son una característica de niños con disfunción sensorio integrativa. La percepción distorsionada del sabor, olor, textura, color volumen y temperatura hace que estos niños sean selectivos con los alimentos, lo que les dificulta tener una dieta variada y por ende no es fácil para los padres el conseguir que el bebé /niño tenga una adecuada nutrición.

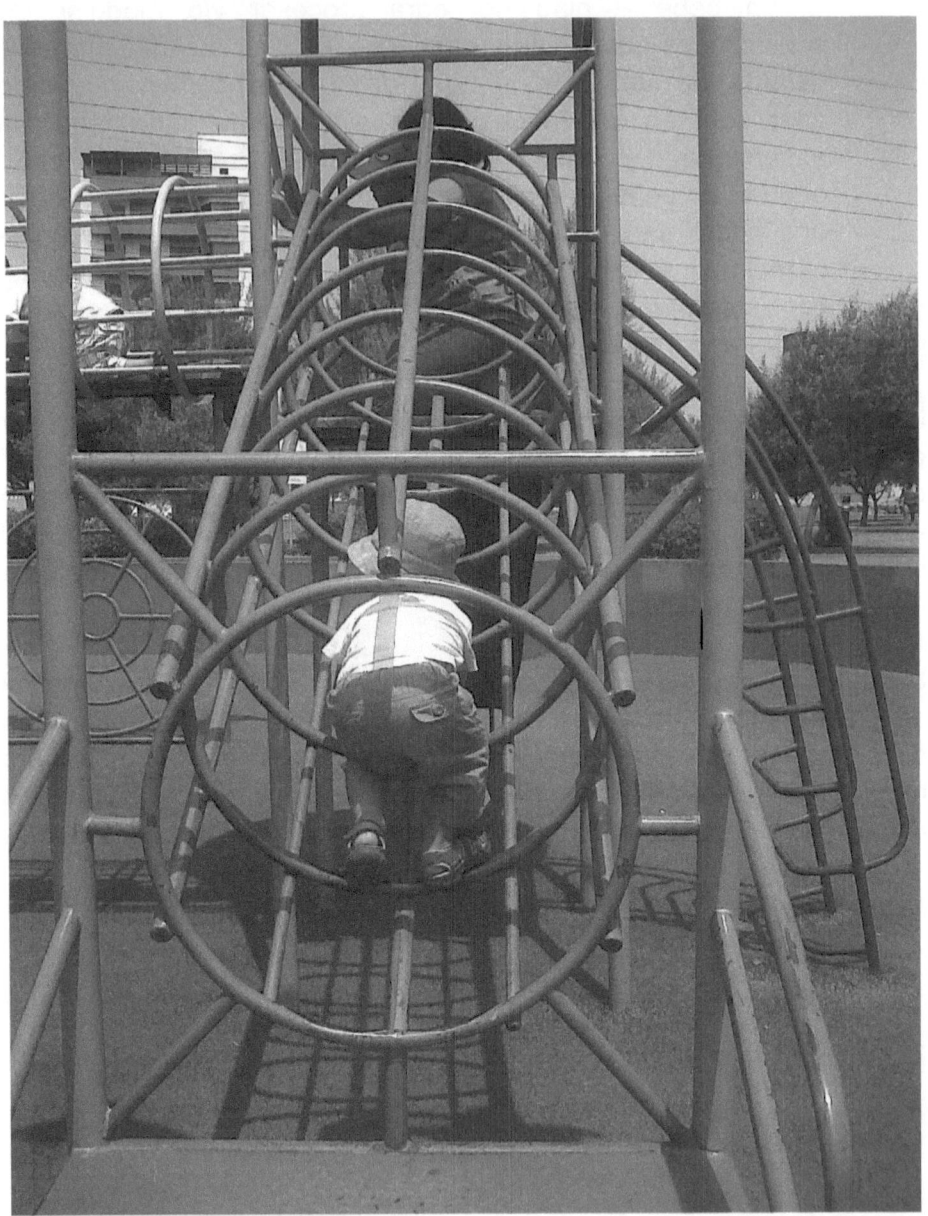

– Si un bebé – niño no logra procesar y/o modular adecuadamente sus sensaciones táctiles, esto tendrá una importante influencia en el tocar y ser tocado para el resto de su vida. El contacto corporal con su mamá o la persona que lo cuide, permite que el cerebro del bebé interprete en forma correcta estas sensaciones, para así formar su primer vínculo emocional.

Este sistema táctil recibe primariamente la información a través de la piel.

Por lo general los padres de nuestros pacientes nos buscan con la preocupación de que sus hijos presentan atrasos en su desarrollo sensoriomotor, perjudicando el proceso regular de una educación infantil, la capacidad de socializar y familiarizar adecuadamente.

Luego de realizar una minuciosa anamnésis queda claro el atraso sensoriomotor y también nos permite conocer cómo el sistema digestivo y el sistema inmune debilitados de estos bebés - niños vienen menguando desde hace un tiempo el desarrollo físico, mental y emocional, alterando el desarrollo sensoriomotor, el lenguaje, el control de esfínteres, el sueño, etc.

Es importante conocer y pensar cómo sienten nuestros cuerpos y cómo sienten los cuerpos de las demás personas, así entenderemos la variabilidad de respuestas que existen ante un mismo estímulo.

Compartiremos breves conocimientos sobre la metodología de Integración Sensorial lo que permitirá ampliar su visión sobre este tema y así podrá entender por qué su hijo, paciente o alumno efectúa tal o cual conducta, basándonos en cómo percibió el estímulo sensorial dado.

Cuando un cuerpo no logra integrar adecuadamente las sensaciones que percibe de afuera y dentro de su cuerpo, presentará alteraciones en su mundo sensorial y presentará repercusiones en su desarrollo y en su vida futura.

Los sistemas sensoriales nos permiten introducirnos en el mundo de la conducta y la emoción, estos sistemas se encuentran íntimamente relacionados. Frecuentemente encontramos alteraciones de la conducta y de la emoción en personas con orígenes de sistemas sensoriales poco integrados o inmaduros.

La metodología de Integración Sensorial nos refiere que todo ser vivo es sensorial, siendo los humanos los únicos que tenemos la capacidad de pensar.

Un bebé recién nacido no puede organizar bien sus sensaciones por lo que estos no le significan gran cosa, a medida que el bebé experimenta sensaciones aprende gradualmente a organizar su cerebro y descubre qué significan las sensaciones que percibe.

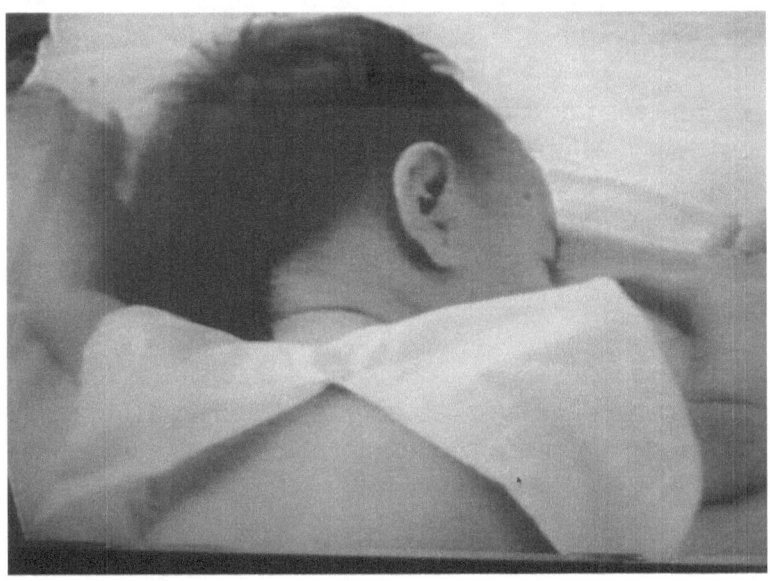

Los movimientos torpes y bruscos del bebé se vuelven suaves y más directos, aprende las complicaciones del movimiento del habla, va controlando las emociones y mantiene periodos de atención por lapsos más largos.

El cerebro y la mente interactúan maravillosamente. Cualquier cambio en el cerebro produce otros cambios que tienen un impacto sobre nuestros sentimientos, pensamientos y acciones.

No se puede entender la psicología de la mente sin entender la biología del cerebro.

Cuando las funciones del cerebro están integradas y balanceadas, los movimientos del cuerpo son altamente adaptativos y responden en forma natural ante los aprendizajes y el comportamiento.

La teoría de Integración Sensorial, considera que el cerebro recibe, registra, modula y combina informaciones sensoriales para utilizarlas en forma adecuada en el ambiente, facilitando una respuesta adaptativa, lo cual implica responder en forma adecuada, ajustada y armónica a una demanda del ambiente.

La estimulación sensorial hace que en el cerebro se formen nuevos circuitos nerviosos. Si no se percibe correctamente los estímulos sensoriales, el cuerpo no creará esquemas mentales, conceptos, planeación y ejecución motora esperada.

Una enorme cantidad de integración sensorial debe ocurrir y desarrollarse para que el n bebé aprenda a moverse, gatear y caminar en el primer año de vida.

Los juegos de la niñez proporcionan cuantiosa integración sensorial, dando oportunidad al bebé - niño a organizar sensaciones del cuerpo y la gravedad actuando sobre él, así como la visión y la audición.

Es muy necesaria la integración de numerosas informaciones sensoriales para el desarrollo de un buen razonamiento abstracto. (lectura, escritura, relaciones sociales, entender reglas, bromas, etc.).

Se podrá responder a las demandas ambientales al tener un buen concepto, autocontrol y confianza en uno mismo, lo cual se conseguirá del sentimiento que el propio cuerpo tenga del desarrollo sensorialmotor.

El desarrollo óptimo de la integración sensorial permite al niño funcionar bien, durante las actividades de vida diaria, las del hogar, las escolares y las sociales.

El producto final del desarrollo sensorio motriz le permitirá al niño tener actitud y aptitud académica.

Signos y síntomas de Alerta

Durante el proceso de Integración Sensorial tomemos en cuenta estos signos y síntomas de alerta que favorecerán atender integral tempranamente aquel bebé/niño afectado.

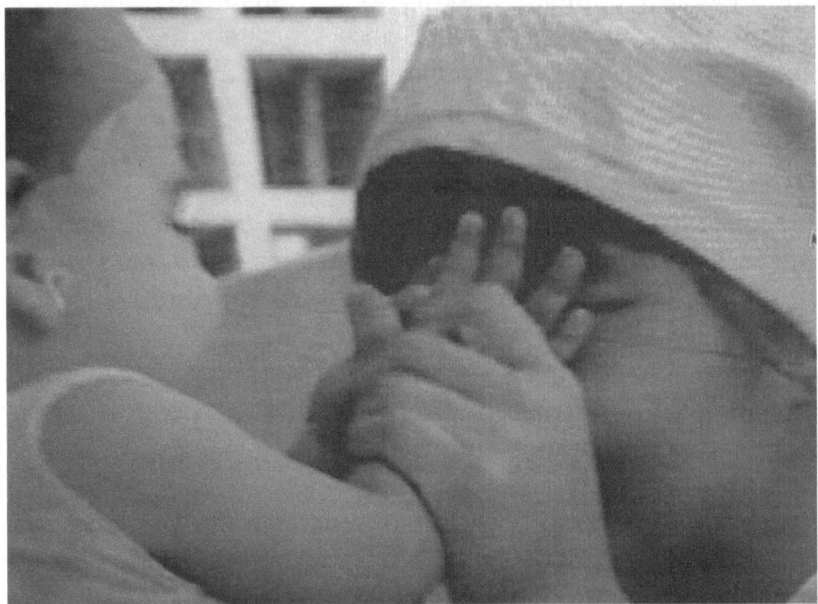

- Fuertes asimetrías posturales, hipotonía e hipertonía "marcada".
- Marcada extensión de nuca, pudiendo llevarlo a arquear exageradamente la columna.
- Ausencia de presión palmar
- Sobresaltos
- Pobre o ausencia de orientación visual y/o auditiva.
- Falta de fijación visual de la mirada.
- Irritabilidad exagerada.
- Hiperactividad psicomotriz o letargo.
- Succión débil o nula.
- Hipersensibilidad bucal.
- No sonríe.
- No se anticipa.
- Laxitud articular.
- No rota su cuerpo en una posición plana.
- Logra rotar su cuerpo solo al doblar el cuello.

- No tolera estar echado boca a bajo.
- Patrón de gateo incorrecto o ausencia del mismo.
- Asume posturas con las piernas en W.
- Problemas de deglución. Sólo toleran comida licuada.
- Selectivo con los alimentos.
- Llanto incontrolable y de origen desconocido.
- Alteraciones en el sueño.
- No muestra signos de dolor.
- Responde exageradamente a rasguños o golpes leves.
- Le disgusta ser besado o acariciado.
- Rígido o difícil que lo tengan en brazos.
- Balanceo constante.
- Pobre capacidad para mantener posturas (buscan estar echados).
- Intolerancia a las actividades de higiene.
- Demora en el control de esfínteres.
- Molestia a las etiquetas de la ropa.
- Autoagresión.
- No apoya talones, asume postura en punta de pies, al estar parado.

Alertas en el Lenguaje

- Al año no presenta palabras monosílabas: "ma", "pa", "ta", etc.
- Tiene 15 meses y aún no aparecen las primeras palabras.
- Hasta los 23 meses tiene un vocabulario inferior a 10 palabras.
- Tiene dificultad para entender órdenes.
- Ausencia de lenguaje expresivo.

Aquellos bebés/niños que no están capacitados para experimentar y responder a la riqueza del ambiente debido a la presencia de dificultades en el procesamiento y/o modulación sensorial, corren el riesgo de perder experiencias básicas de vida o de experimentar un quiebre o interferencia en el desarrollo de las relaciones primarias.

La habilidad para adaptarse a los cambios naturales del ambiente es un factor importante de la autoregulación. Cuando un bebé - niño tiene un sistema fisiológico inestable, es fácil sobre estimular o sobre alterar con estímulos que seguramente no saturarían a un bebé/niño más maduro, llevándolo a desorganizarse.

Un niño desregulado busca sentirse mejor corriendo sin parar, tirándose sobre los muebles, saltando en el lugar, chupándose los dedos, tapándose las orejas ante sonidos que le son molestos, no mirando a su interlocutor, llorando inconsolablemente, presentando dificultades para dormir, mordiendo un lápiz, rayando la mesa, moviéndose sobre la silla, etc.).

La Disfunción Sensorio Integrativa (DSI) es la inhabilidad del cerebro para recordar, filtrar, organizar, procesar y dar una respuesta adaptativa.

La DSI altera la adquisición de habilidades durante su desarrollo.

MODALIDADES DEL TRATAMIENTO EN TERAPIA OCUPACIONAL HACIENDO USO DE INTEGRACIÓN SENSORIAL

- Proporcionar oportunidades de exploración sensorial en situaciones de juego.

- Actividades que resulten atractivas para el bebé / niño.

- Que impliquen un desafió para él/ella, la respuesta irá mejorando la capacidad de respuesta adaptativa al ambiente.

- El Terapeuta Ocupacional monitoreará el nivel de alerta y el tono emocional del niño. Enfatizando y favoreciendo la percepción del esquema corporal, lo cual facilitará el proceso de aprendizaje sensorio motor, repercutiendo en la conducta y la emoción.

- Se busca estimular los sistemas sensoriales básicos (Táctil, propioceptivos y vestibulares, que son los pilares de la Integración Sensorial). Con la finalidad de provocar cambios positivos en el sistema postural y favorecer la percepción del esquema corporal, lo cual facilitará el proceso de aprendizaje sensorio motor, repercutiendo en la conducta y la emoción.

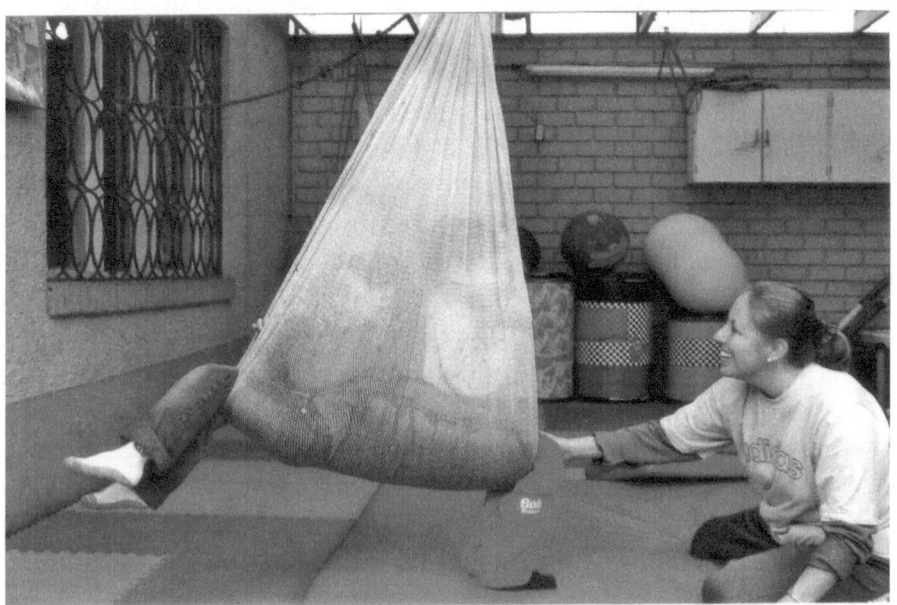

Los Sistemas sensoriales básicos son sensaciones primitivas, que a lo largo de la siglos han permitido que las especies más primarias puedan defenderse, subsistir y protegerse sin el desarrollo de los otros sentidos.

Compartiremos comentarios hechos por personas con alteraciones sensoriales, dándoles la oportunidad de conocer más a fondo el cómo responden personas luego de percibir diversos estímulos.

- "Muchos de mis problemas de conducta y mis rabietas eran ocasionadas por mi hipersensibilidad al sonido y al tacto.
- "Mi sistema auditivo era como un micrófono puesto a todo volumen.
- "El vestirme era una tortura porque la ropa interior se sentía como papel de lija en terminales nerviosos expuestos."
- "Quizá si en mi niñez hubiera recibido más estimulación por contacto y por presión, mi hipersensibilidad hubiera sido menor en la pubertad".

- "Aunque entendía todo lo que decían los demás mis respuestas eran limitadas, las palabras no llegaban a ser pronunciadas, a menudo ocurría en momentos de tensión."
- "Las melodías son lo único que puedo memorizar sin recurrir a las imágenes visuales."
- "Recuerdo muy poco de lo que oigo, a menos que despierte en mi alguna emoción o que pueda formar una imagen visual."
- "Yo me frustraba y los adultos enloquecían con mis actitudes."
- "Para recordar un concepto abstracto "veo" mentalmente la página del libro o mis notas y "leo" allí la información." "Yo no hablaba como los otros, no comprendía las sutilezas del lenguaje."
- "Me obsesionaba, formulando preguntas constantemente, esperando con placer oír la misma respuesta."
- "Mi visión se borraba varias veces al día y en ocasiones no podía ver más allá de un metro frente a mí ".
- "Los olores a desodorantes o lociones después de afeitarse eran tan fuertes para mí que no los soportaba y el perfume me volvía loca".
- "A veces los canales sensoriales se me confunden y el sonido es como un color. Otras veces sé que algo viene de un lugar, pero no sé por cuál de los sentidos es que me está llegando".

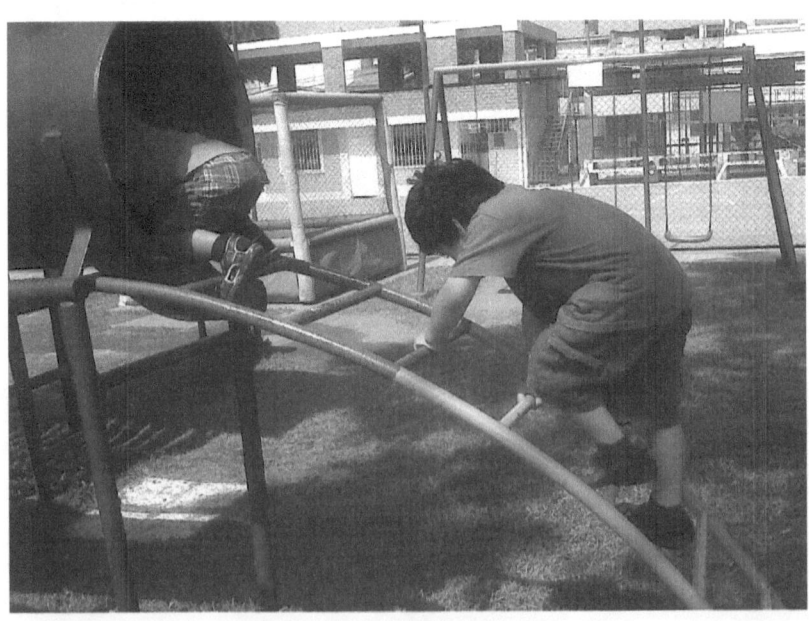

CAPÍTULO IX

HISTORIAS DE VIDA

HISTORIA DE VIDA 1

El amor inconmensurable que siento por mi hijo es el motor que me permitió sacarlo del oscuro túnel que es el autismo. La historia de mi niño está llena de luchas y batallas ganadas con gran esfuerzo y las experiencias adquiridas en estos años quiero compartirlas para que sirvan de inspiración y aliento para muchas familias que posiblemente recién empiezan.

Mi hijo fue un niño muy deseado, nació el 30 de julio del 2001 en una gestación a término con una cesárea programada. Al momento del parto no hubo ninguna complicación el obtuvo una puntuación de Apgar 9, nació pesando 3 kilos 200 y midió 51 cm.

Recibió lactancia materna durante los ocho primeros meses; como madre primeriza consideraba que mi hijo estaba en perfectas condiciones y así lo revelaban sus controles pediátricos de bebé sano que pasaba con normalidad; el recibió todas las vacunas que correspondían a su edad, algo que me llamó la atención fue que le pusieran la vacuna de Hepatitis B al tercer día de nacido pues el pediatra me dijo que estaba siguiendo el esquema americano de vacunación.

El hizo una ictericia que le duró algún tiempo pero luego cedió y me dijeron que era común en los recién nacidos.

Mirando este periodo de la vida de mi hijo y después de haber seguido el tratamiento biológico para el autismo me queda claro que él ya estaba desarrollando síntomas de alarma que en ese momento no me era posible reconocer con exactitud.

A nivel conductual de 0 a 6 meses se observaba:

- Poco contacto visual.
- Padecía de insomnio.
- Su desarrollo motor era lento.
- Mientras otros niños de 4 meses usaban sus manos para alcanzar objetos móviles de la cuna el todavía mantenía los puños cerrados.

Mi Hijo tiene Trastorno del Espectro Autista ¿ Por qué ?

- No sonreía.
- Emitía sonidos guturales repetitivos
- Rechazaba el contacto, se arqueaba hacia atrás.
- Era muy exigente con las costumbres.
- Parecía nunca saciarse de tomar leche.
- Llantos constantes sin sentido.
- Cambios de humor repentinos, los cambios de ambiente lo incomodaban, exigía con llantos que yo no me moviera de su lado, si yo salía de su campo visual se desesperaba, no lo podía atender otra persona, no le gustaba que hubiera mucha gente a su alrededor.
- No le atraían con juguetes para su edad.
- La televisión le causaba fascinación.

Reitero que solo me es posible ahora reconocer que habían signos de alarma en mi hijo porque más adelante fue derivado al neurólogo y se puso muy mal, pero esos primeros meses de vida y el desconocimiento del espectro autista me impedían darme cuenta de lo que sucedía y tampoco fue posible para ningún miembro de la familia, la tendencia general era "culpemos a la mamá" .

Si el bebé no sonríe es porque yo no era lo suficientemente graciosa con él, si no coge los juguetes es porque no lo había estimulado lo suficiente.

Si sólo quería estar conmigo y rechazaba el contacto con otras personas es que yo lo tenía sobreprotegido. Se me hacía muy difícil la tarea de ser mamá y me sentía muy incapaz no entendía como otras mujeres tenían dos, tres o más hijos y yo con uno no me daba abasto, bueno ahora ya tengo la respuesta "mi hijo tenía un padecimiento"

En el área digestiva que se podía notar en mi hijo:

- Distensión abdominal muy exagerada.
- Periodos de mucho estreñimiento.
- Periodos de deposiciones mal absorbidas.

Sin embargo como tomaba mucha leche (tanto materna como de fórmula), más de lo normal conservaba un buen peso y talla.

El siguiente periodo fue muy difícil de (6 meses hasta el año) las diferencias se marcaron más:

En el área de la conducta:

- No había contacto visual.
- No respondía a su nombre (no volteaba cuando se le llamaba).
- Nunca quiso gatear.
- Pasaba largos periodos mirando televisión, si alguien lo interrumpía él los empujaba.
- Tenía mucha fuerza y no la media.
- Hacía movimientos repetitivos con la mano (sólo le interesaban los cuadros u objetos colgados en la pared para moverlos como péndulos)
- No entendía nada del lenguaje.
- Si le acercaban un cuento o una revista se dedicaba a autoestimular su vista pegando el objeto lo más cerca a los ojos.
- Comenzó a desarrollar movimientos estereotipados de los dedos de las manos.
- Tenía rabietas sin sentido.
- Le molestaba que lo tocaran, era muy difícil bañarlo, cortarle el pelo era casi imposible.
- No seguía el ritmo de las canciones.
- Los juguetes no le importaban salvo darle vuelta a los carros y hacer girar constantemente las llantas.

Salir a pasear en el carro era terrible, mi hijo no quería sentarse en la sillita para bebés sino que solo quería estar en mis faldas y si el carro paraba por el tráfico o por alguna luz roja ya empezaba a tirar la cabeza para atrás en señal de protesta.

Si paseaba en el cochecito el exigía con su actitud seguir la misma ruta al parque si veía que el camino era distinto protestaba a gritos y ponía los pies en las llantas a manera de frenos.

La vida familiar era un verdadero caos, cuando se le llevaba al pediatra él siempre lo veía muy bien por lo tanto la que estaba mal era yo. Me exigía a mi misma aun más, nunca tenía tiempo para nada solo para mi hijo y las rutinas que el mismo había creado a pesar de ser muy pequeño.

A nivel de salud lo que le ocurría era resfriarse con mucha frecuencia a pesar de su buena talla y peso cualquier aire lo descompensaba y el caía con gripe; el pediatra inmediatamente le mandaba antibiótico y medicamentos para controlar la fiebre con los cuales su conducta se ponía peor, había más insomnio más hiperactividad y era más repetitivo.

A nivel digestivo de 6 meses a un año:

- Rechazaba ciertas texturas.
- Tomaba más cremas que sólidos.
- Le era difícil adaptarse al uso de la cuchara, a veces le daba la sopa en mamadera.
- Cuando se le daba algún alimento entero en su mano siempre terminaba atorándose porque no medía la cantidad que debía morder y pasar y pasar.
- Las hinchazón de su barriga era realmente exagerado
- A veces pasaba hasta 3 días sin hacer deposiciones y cuando lo hacía estaba la comida sin digerir.

Para su primer año de vida era totalmente distinto a otros niños, su primer cumpleaños lo pasó totalmente desconectado de su celebración.

Llego a caminar hacia los 13 meses pero tomado de la mano caminaba casi corriendo con hiperactividad, gritaba guturalmente, no hacía caso a ninguna indicación, no seguía orden alguna.

En la familia ya comenzaron a hacerse preguntas ¿porqué no voltea cuando lo llaman? ¿porqué tira todo hacia atrás? ¿porqué corre todo el día? ¿porqué no mira? ¿porqué mira tanta televisión?.

La situación se puso alarmante cuando al 1 año y 4 meses mi hijo ya estaba agresivo, mordía, jalaba el pelo, no se dejaba tocar, a estas alturas era difícil cambiarlo, bañarlo, darle de comer, todo lo incomodaba.

Yo me sentía realmente desesperada y le conté lo que estaba sucediendo a un familiar cercano que es médico, él se sorprendió mucho y ese mismo día me consiguió una cita con el pediatra de sus hijos; la espera fue interminable; en la sala de espera mi hijo me mordía los brazos y no hacía caso a nada, cuando entramos al consultorio el pediatra trataba en vano de llamar su atención, después de observarlo por un tiempo prolongado, se sentó y me dijo que mi hijo sufría de algún tipo de autismo; la noticia fue devastadora, el dolor de una madre y los sueños forjados para un hijo se ven en pocos segundos totalmente derrumbados, todo me sonaba vacío y sin sentido; el doctor sacó un gran libro y buscó el significado de autismo para definir lo que supuestamente padecía y dijo: el autismo es una enfermedad neurológica cuyo origen es desconocido que se presenta en los tres primeros años de vida y acompaña al ser humano que lo padece hasta su muerte.

Estas palabras se han quedado grabadas en mi mente pero gracias a los avances de la ciencia y los científicos interesados en saber el origen de este padecimiento puedo decir ahora que con un diagnóstico precoz es posible revertir lo que el doctor dijo que sería un padecimiento de por vida. Todos recordemos que por siglos se creía que la tierra era cuadrada hasta que se demostró lo contrario.

El pediatra nos derivó al neurólogo y ahí empezó el vía crucis de buscar un diagnóstico para mi hijo, estuvimos casi una hora con el neurólogo y esta fue su observación:

EN EL EXAMEN NEUROLÓGICO SE APRECIO SU DESINTERÉS POR LA INTERACCIÓN CON SU EXPLORADOR. ELUDIÓ LA MIRADA Y EL CONTACTO PERSONA A PERSONA FUE FUGAZ Y SIN INTERÉS.

MANTUVO INDIFERENCIA ANTE TODO TIPO DE ESTÍMULOS AUNQUE ANTE LOS ESTÍMULOS AUDITIVOS INTENSOS Y

CERCANOS SUSPENDIÓ LAS ACCIONES PERO SIN PRESENTAR OCULOCEFALOGIRIA. REALIZÓ ALGUNOS MOVIMIENTOS REPETITIVOS CON LAS MANOS BALANCEO DE LA CABEZA. TAMBIÉN SE MANTUVO INDIFERENTE AL LLAMADO POR SU NOMBRE Y ANTE TODO TIPO DE ESTÍMULO VERBAL Y/O GESTUAL.

EMITIÓ ALGUNOS SONIDOS VOCÁLICOS Y APARENTEMENTE FONEMÁTICOS PERO QUE NO TUVIERON INTENCIÓN COMUNICATIVA NI SE RECONOCIÓ EN ELLOS PALABRA ALGUNA.

HIZO UNA MARCHA BALANCEANTE ARRASTRANDO LOS PIES CON AMPLIACIÓN DE LA BASE DE SUSTENTACIÓN. SE CONSTATÓ SU HIPOTONÍA FACIAL. SU PRESIÓN PREDOMINANTEMENTE DIGITO PALMAR, SU HIPOTONÍA DIGITAL CON SUBLUXACIÓN DE PULGARES Y LA ASIMETRÍA DE LOS REFLEJOS OSTEOTENDINOSOS, HIPORREFLEXIA BRAQUIAL Y HIPERREFLEXIA CRURAL.

Entre las recomendaciones del neurólogo estaban llevar a mi niño al psicólogo. Esta evaluación fue terrible porque según la psicóloga prácticamente yo, la mamá todo lo hacía mal, no le cantaba de la manera correcta, no lo cargaba de la manera adecuada, yo estaba muy tensa, lo sobreprotegía demasiado, en conclusión: Yo era la culpable de que mi hijo estuviera así.

Mi hijo en ese momento contaba con casi 2 años de edad y es en ese tiempo que obtuvimos el diagnóstico por imágenes del cerebro, los resultados estuvieron dentro de los parámetros de la normalidad. También se le hizo un estudio audiométrico todo también iba bien y por último una prueba en genética que salió normal.

No había ninguna razón aparente para que mi hijo estuviera así, seguí buscando opinión de otros neurólogos, el nuevo especialista le hizo una serie de evaluaciones y dijo prácticamente lo del neurólogo anterior, que mi hijo tenía un Trastorno Generalizado del Desarrollo y que era urgente iniciar con las terapias. Busqué la opinión de otros neurólogos y coincidieron en el mismo diagnóstico, sin embargo la visita al tercer neurólogo fue angustiante, mi niño había estado comiendo galletas y estaba realmente hiperactivo, no hacía caso a ninguna orden.

El neurólogo trato de medir la cabeza de mi hijo, me pidió que le diera unas cuantas indicaciones (para que él pudiera observar las respuestas de mi hijo), mi hijo estaba tirado bajo el escritorio del médico haciendo sonidos extraños.

El médico fue claro y directo "Mire señora en este momento su hijo tiene un Trastorno generalizado del Desarrollo pero usted tiene que ser valiente porque este niño o tiene autismo profundo o un retardo mental severo".

Después de escuchar "a los especialistas ", de lo que mi hijo venía padeciendo, decidí que ya era hora de parar de tanto nombre y debía abocarme a encontrar como recuperarlo. En mi corazón de madre estaba convencida que mi hijo había nacido en perfectas condiciones y algo en el camino había pasado en su organismo para que ahora actuara de esa manera.

En todos los lugares me referían que las diferentes terapias ayudaban en gran medida; En familia asistimos a una terapia de relaciones vinculares que no aprovechamos en nada porque lo único que hicimos con el papá de mi hijo fue culparnos el uno al otro. Busqué una evaluación de terapistas de la conducta que fue verdaderamente un dolor en el alma. Cuando mi hijo realizaba los movimientos repetitivos de tirar todo para atrás y en uno de esos movimientos tiró su mamadera lo cogieron de los hombros y lo obligaron a mirar fijamente, lo jalaron de la mano y lo obligaron a recoger su mamadera, mientras mi amado hijo totalmente ajeno al hecho de por qué lo obligaban, lloraba desgarradoramente, así terminó mi relación con el conductismo; yo sentía que obligarlo a realizar actividades no era el camino yo necesitaba que el entendiera el por qué de esas acciones.

Finalmente encontré una terapia psicomotriz donde mi hijo tenía más libertad y donde podía tocar texturas, tratar de subir escaleras, caminar, correr y realmente los terapistas lograron tener un mejor vínculo con él.

Mi Hijo tiene Trastorno del Espectro Autista ¿ Por qué ?

En esos tiempos me aboqué a estudiar profundamente qué era el autismo, obtenía libros, revistas, journals, artículos, noche y día leía sin parar hasta poder encontrar qué había ocurrido con él. Me di con la sorpresa que los mismos síntomas que mi hijo padecía lo estaban experimentando miles de niños en el mundo de su generación.

En el mundo se había generado una epidemia de trastornos del desarrollo infantil por causas externas y todo era tratable y recuperable, el Dr. Paul Shatock de Inglaterra abrió mis conocimientos pues su teoría explicaba que las conductas del espectro autista que también abarcan a la hiperactividad y al Déficit de atención son consecuencia de la acción de péptidos opiáceos provenientes de las proteínas mal digeridas del trigo y la leche como consecuencia del bloqueo de enzimas digestivas DPPIV.

Gracias al cielo nací en casa de un médico y de una nutricionista y nada de lo que se hablaba en los escritos de Shatock me era ajeno, además para mí era obvio que la función intestinal de mi hijo estaba deteriorada y la adicción a la leche y a los productos derivados del trigo eran muy claros.

En ese momento puse manos a la obra y recogí todos los libros de nutrición aplicada que habían en mi casa y los estudié lo más rápido que pude, sumé valores como proteínas, carbohidratos, calorías, grasas etc. y cambié su dieta, retiré los lácteos y el trigo que en su organismo se convertían en opio (droga) pasaron 48 horas en que las conductas de mi hijo empeoraron (el insomnio, la agresividad, la hiperactividad) pero como por arte de magia después de esas terribles horas mi hijo se sentó tranquilo me miro por primera vez en su vida a los ojos y me dijo MAMÁ, cogió los lápices de colores que siempre tiraba hacia atrás y se puso a hacer sus primeros trazos.

Era un milagro el autismo de mi querido hijo si se podía revertir esto quiere decir que mi hijo si hablaba solo que al estar tan drogado con productos que producían opio en su propia dieta que no podía expresarse y su sistema nervioso central se estaba dañando.

No había duda alguna que este era el camino retiré adicionalmente los colorantes, preservantes y saborizantes y obtuvo las siguientes metas:

- Mejoró su contacto visual.
- Su sueño en la noche era profundo.
- Comenzó a hablar.
- Bajó su agresividad.
- Bajó su hiperactividad.
- Desaparecieron los movimientos repetitivos de sus manos.

Sin embargo su pensamiento y muchas características de su comportamiento eran autistas, para mí esto era una de las primeras batallas y estaba dispuesta a ganar la guerra, durante el día estaba con él estimulándolo, observando su comportamiento, haciendo la intervención nutricional y las noches y madrugadas estaban dedicadas al estudio de la nutrición, biología, química, etc. Comencé por buscar las enzimas digestivas DPPIV que mi hijo obviamente no tenía en su aparato digestivo y felizmente se encontraban en el mercado de los países del primer mundo.

Esas enzimas llegaron a mis mano y empecé a suplementarlo, su función intestinal mejoró los alimentos estaban mejor digeridos y él se sintió mejor, su lenguaje progresaba pero todavía no alcanzaba el potencial de un niño de su edad, todavía se frustraba con demasiada facilidad, tenía rituales que cumplir como prender y apagar la luz constantemente, no había ningún indicio de juego imaginativo y sus relaciones con otros niños eran casi nulas. Su barriga estaba muy distendida aún y su imitación era casi nula.

Al rompecabezas de este padecimiento le faltaban piezas. En esas noches de estudio sin descanso llegué a los escritos de Bernard Rimland y el uso de la vitamina B6 y el magnesio como suplementos importantes para tratar el déficit de atención y algunas conductas del espectro autista; en poco tiempo comprendí que si estos niños tenían un intestino delgado malfuncionando existían nutrientes de vital importancia que no absorbían y que son básicos para el normal desarrollo neurológico. Existe ya desde hace un buen tiempo protocolos de la intervención biológica para el espectro autista, la hiperactividad y el déficit de atención donde se indican qué nutrientes generalmente son deficientes en estos niños y así comencé a estudiar cada nutriente para dárselo a mi hijo; obviamente estos productos tienen que estar libres de trigo y lácteos y otros alergenos.

Comenzó a recibir:

Calcio
Magnesio
Zinc
Complejo B
Omega 3

Aceite de hígado de Bacalao

La introducción de cada uno de estos nutrientes significó un paso adelante en las conductas de mi hijo; qué se podía observar:

- Más lenguaje.
- Mayor concentración.
- Menos irritabilidad.
- Disminución de los rituales.
- Mejor imitación.
- Mejor contacto con los niños de su edad.

A pesar de todas estas mejoras él no podía responder un simple diálogo, ni responder ni Sí ni No, no entendía algunos conceptos, hablaba solo sobre lo que le interesaba. Por otro lado su distensión abdominal no cedía. Al continuar estudiando obtuve estudios sobre la presencia de organismos patógenos en el intestino de niños con autismo en ellos se hacía referencia a la presencia de levaduras anormales, cuyo crecimiento exagerado podían determinar que hubieran conductas del espectro autista. Digestivamente mi niño presentaba muchas de las características que me hacían sospechar que había un crecimiento anormal de levaduras:

- Distención Abdominal.
- Demasiados gases.
- Sed excesiva.

- Todas las uñas de los pies estaban llenas de hongos.

Mi hijo usó agentes antimicóticos naturales y después de una semana de este tratamiento su barriga se deshincho y lo que fue más increíble comenzó a dialogar, contestaba todo lo que se le preguntaba estaba mucho más conectado con el entorno, comenzó a controlar esfínteres, ya no había sed excesiva y por primera vez estaba preparado para asistir a una escuela e educación regular, entendía perfectamente la dinámica de la clase hacía amigos y estaba mucho más ágil que de costumbre.

Sin embargo sabía por los estudios del Doctor Shaw que era necesario repoblar el intestino con flora intestinal buena y así lo hice mi hijo, recibe probióticos y desde su inclusión en la dieta ha dado un gran salto a nivel intelectual y es capaz de jugar imaginativamente; cuando se deja de atender su intestino se vuelve a repoblar de microorganismos patógenos y a su vez su conducta se deteriora, pierde su juego imaginativo y se vuelve repetitivo y su destreza corporal disminuye.

Los niños con autismo, hiperactividad y déficit de atención tienen una alteración de desintoxicación corporal. Hecho que he corroborado con los exámenes pertinentes donde se comprueba a través de un mineralograma de cabello que su cuerpo está intoxicado con metales pesados; por ello él requiere suplementarse con antioxidantes.

Vitamina E
Coenzima Q10
Taurina
Vitamina C
Selenio
Sylimarina

El trabajo de intervención y acompañamiento intervención nutricional me han acompañado a lo largo de muchos años y me han permitido recuperar a mi hijo quien hoy en día ya tiene 11 años, asiste a una escuela regular; todos los años ha traído diploma de Honor, participa en clases, gusta del inglés, de la música y tiene muchos amigos. Nadie podría creer que él fue diagnosticado con autismo.

En este largo camino ha habido muchos altibajos, el tema de la baja inmunidad me ha tomado mucha dedicación e infatigables horas de estudio.

Su mente está ya equilibrada y en él no queda ningún mal recuerdo del pasado.

Es en la nutrición ortomolecular donde se encuentra la gran posibilidad de mejorar la calidad de vida de muchos niños afectados por trastornos del desarrollo.

Estoy cosechando lo que planté, disfruto profundamente de mi hijo lo veo reir, jugar, estudiar, autovalerse y lo que es natural para muchas madres es mágico para mí, el verdadero amor me permitió encontrar el camino de regreso y deseo compartirlo con todos los lectores.

Historia De Vida 2

"Una simple pregunta puede originar muchas respuestas"

Es así como fui llegando a cómo los problemas nutricionales tienen una relación directa con los trastornos del desarrollo y salud integral.

Actualmente soy mamá de un hijo de 17 años, estoy muy orgullosa de él y de todos sus logros. Como papás estamos contentos al verlo crecer con valores, con salud, con proyección de vida y decisiones propias.

Cuando ya cumplía los 40 años tuve la suerte de poder mantener mi embarazo, el cual lo llevé con cuidado y se dio sin ninguna complicación. Mi ginecólogo me recomendó que deje de trabajar, por temor a tener otra pérdida como me había pasado con anterioridad, pero yo me sentía muy bien y seguí trabajando hasta el octavo mes de embarazo, evitando los esfuerzos, el sobrepeso y la buscando alimentarme bien.

Como Terapista Ocupacional, conozco a fondo el proceso de Integración Sensorial en el bebé dentro del vientre de su madre, por lo creí oportuno continuar con mis prácticas de natación a partir del 4 mes de embarazo hasta el 8 mes, especialmente buscaba estimular el sistema vestibular de mi bebé, a través del movimiento en el agua y tener un espacio dedicado sólo a él.

Recuerdo haber estado más sensible a los olores, pero no me incomodaba para alimentarme de forma nutritiva. Subí lo esperado de peso y me sentía feliz al llevar tan bien mi hijo en mi vientre.

Al ser un "feto valioso" (término utilizado por mi ginecólogo) tuve que aceptar el realizarme una cesárea a los 8 meses y medio de gestación, se venían las fiestas navideñas y no podía arriesgarme a dilatar en fechas difíciles y tener un parto de riesgo.

El día de la cesárea me levanté temprano y tranquilos nos fuimos a la clínica, la cesárea se realizó a medio día e inmediatamente mi hijo ya estaba en mi pecho. El parto fue bueno sin ninguna complicación. Al tercer día nos fuimos juntos a casa para pasar la noche de navidad.

Ya en casa mi bebé mostraba ser tranquilo, le dí de lactar por un corto tiempo, 4 meses, ahora lo lamento, dí prioridad al trabajo y el stress no me permitió tener la tranquilidad necesaria para darle de lactar como debió ser. Ahí iniciamos con las leches de fórmula.

El desarrollo sensoriomotor de mi bebé los primeros meses de vida, se dio dentro de lo esperado, estaba siempre sonriente, dormía y comía a sus horas. Su salud era buena, sin embargo pasó por algunos resfríos y malas digestiones en su primer año de vida. El pediatra me refirió que la zona donde vivíamos era muy húmeda y hasta que no cambiáramos de distrito seguiría con esas molestias. Cuando mi hijo tuvo 1 año y 7 meses nos mudamos a una zona menos húmeda.

Mi preocupación se inicia cuando a los 8 meses y medio mi hijo no presentaba interés por gatear y le incomodaba estar boca abajo, me pareció lo más oportuno pedir apoyo a una colega para que le brinde la estimulación sensoriomotora, conmigo lloraba mucho durante la estimulación y preferí sólo ser mamá y no terapeuta con él, rápidamente fue tolerando mejor la postura boca abajo y así se facilitó el gateo, (Etapa donde el desarrollo inicia el proceso de integración bilateral y la comunicación de los hemisferios cerebrales).

Al corto tiempo de recibir las sesiones de terapia se inició el gateo y luego caminó por si solo al 1 año y 2 meses.

Desde que nació mostraba un buen apetito y a los 6 meses accedió fácilmente a las papillas, para luego pasar a los alimentos sólidos. Aceptaba todas las frutas, las agarraba con sus manitos y las disfrutaba al comer, se reía al sentirse embarrado con el mango, papaya, plátano, incluso al comer uvas retiraba las semillas y las seguía comiendo, en esos tiempos él modulaba muy bien sus sensaciones de tacto, lo que le permitía tener una buena destreza en coordinación muscular fina.

Su apetito hasta los 2 años fue muy bueno y variado, al visitar al pediatra siempre escuchábamos "no hay nada que preocuparnos" porque en las evaluaciones médicas siempre se encontraba por arriba del percentil en peso y talla" . Lo cual ponía muy orgulloso al médico y también a su papá.

Al cumplir los 2 años de edad sus dificultades se hicieron notorias, no presentaba sonidos fonemáticos, ni lenguaje alguno, era muy selectivo con los alimentos y las horas de comer se convirtieron en muy difíciles, si bien antes de los 2 años había sido capaz de comer con placer la manzana, melocotón, mango, las cremas de verduras, etc. ya no podía tolerar ciertos olores, texturas, temperaturas ni sabores. Empezó a presentar dificultad para tragar, pensaba que era porque tenía las amígdalas crecidas.

Dejó de comer las uvas porque no toleraba sentir las semillas, había que conseguir uvas sin pepas para intentar que las comiera, el mango y la papaya le producían arcadas.

Sólo disfrutaba un tipo de yogurt, de una sola marca de leche chocolatada, salchichas, nuggets y papas fritas. Reconozco que ahí se alimentaba pero no necesariamente se nutría.

Hasta los 4 años se despertaba a media noche y pedía tomar su yogurt a temperatura ambiente, que tenía que estar con su cañita, sino no lo tomaba. Como madre primeriza pensaba que tenía hambre y me levantaba a cubrir sus necesidades, pero llegó un momento que ya no me parecía correcto y retiré el yogurt de media noche, a pesar que se seguía despertando y presentaba un sueño intranquilo.

Tenía tanta predilección por las salchichas que en unas navidades le pidió a Papá Noel que le trajera salchichas y Papá Noél le trajo su paquete de salchichas.

Las horas de comer siempre eran difíciles, mi ignorancia en el tema nutricional permitía que le siguiera ofreciendo alimentos que a él más le gustaba, salchichas, yogurt, leche, nuggets, fideos, papas fritas, etc. pero no necesariamente lo ayudaban a desarrollar su cerebro.

A los 3 años y medio empezó a ir a su colegio, había que mandarle una lonchera, ese era otro problema. Inicialmente se le mandaba una leche chocolatada y alguna galleta, porque la fruta no la iba a comer. Al alargarce el horario escolar, su alimentación se complicó más, los alimentos debían llegar calientes, el uso del termo era una opción, pero su queja era que al abrir el termo, no toleraba el olor y todo le sabía feo, por lo tanto no lo comía, prefería salir al recreo a jugar con sus amigos. Había días que pasaba muchas horas sin comer.

Estas edades tempranas de la infancia donde muchos niños celebran sus cumpleaños a lo grande, la costumbre es que la mesa esté llena de golosinas, gaseosas, jugos, torta, snacks, etc. con muchos colorantes, saborizantes y preservantes, en él era muy notorio su desorganización por lo que comía luego de las fiestas de cumpleaños. Inicialmente relacionábamos su desorden sensorial con no poder dormir ese día tranquilo, por la sobre estimulación y cansancio por el juego realizado, pero poco a poco encontramos que era el tipo de alimentación que estaba interviniendo en estas conductas.

Como madre reconocía sus dificultades para organizar sus sensaciones, mientras que su papá lo consideraba engreído y malcriado.

Mi Hijo tiene Trastorno del Espectro Autista ¿ Por qué ?

Desde los 2 años y medio iniciamos con la terapia de lenguaje, la cual la detestaba, porque al tener la zona oral muy sensible, le incomodaba sobremanera que le introdujeran estímulos diversos para ejercitar su lengua, que era pesada, lo que más adelante desencadenó en dislalias. El lograba entender lo que la especialista le decía pero le era difícil responder a su pedido. Su dificultad en el área de lenguaje era su problema más evidente, como padres consideramos apoyarlo con un trabajo especializado, donde asistía de forma regular.

Durante su escolaridad inicial se hicieron cada vez más notorios sus atrasos del habla, lenguaje y aprendizaje, ingresó a un colegio americano donde el idioma que más escuchaba era el inglés y cuando el debía hablar en español tendía a traducir del inglés al español, la construcción de sus oraciones era incorrecta, faltaba vocabulario en español, su memoria inmediata presentaba dificultad, tanto que olvidaba fácilmente el nombre de sus amigos y hubo una época que prefería llamarlos a todos "amigo". Por suerte nos mostraba mucha habilidad para salir de aprietos, eso nos mostraba que tenía un adecuado pensamiento lógico, pero le era difícil repetir verbal y corporalmente lo que otro le pidiera, siendo esta la forma en que los profesores están acostumbrados a evaluar.

A los 4 años de edad nos recomendaron realizarle una evaluación emocional, el especialista no encontró nada que requería ser trabajado en su área.

En esta etapa escolar presentó bronquitis, resfríos, excemas en la barbilla y en los pómulos, lengua blanquecina, digestiones pesadas. A los 4 años tuvo un fuerte cuadro de Otitis por lo que requirió hacer uso de antibióticos.

A los 5 años presentó un alto nivel de actividad durante las horas escolares, pobre capacidad para organizarse, dificultad para repetir lo que se le decía y torpeza para llevar a cabo las actividades de coordinación motora fina, hizo que la profesora lo llamara cariñosamente "Ardillita" (por lo hiperactivo).

El departamento psicopedagógico de su centro educativo nos recomendó realizarle una evaluación neurológica, con el objetivo que fuera medicado con Ritalín, así podría mantenerse más atento en clase.

Nosotros como padres nos negamos y no realizamos consulta alguna, éramos conscientes de sus dificultades y considerábamos que debíamos darle más tiempo para madurar. En todo momento nos manteníamos preocupados de qué ocasionaban estas alteraciones en su desarrollo y tratábamos de acompañarlo en sus frustraciones al no poder responder como él quería hacerlo.

En casa no se evidenciaban esas conductas exacerbadas, como terapista ocupacional reconocía que tenía un hijo con alteraciones sensoriales y trabajaba desde ahí para ayudarlo a superarlas. El proceso natural de las sensaciones en el ser humano, no es algo que aún muchos de los profesionales que trabajan con niños lo conocen, por lo cual estas sensaciones que no son bien procesadas en el cerebro son "leídas "como de índole conductual y emocional ", al no ser entendido el niño, incrementa la baja autoestima del niño, se pone más ansioso y sus tiempos escolares se hacen más difíciles.

Mi hijo presentaba una disfunción sensorio integrativa leve, vestíbulo propioceptiva, auditiva, visual, táctil, gusto y olfato. Estas alteraciones sensoriales perjudicaban su atención durante las horas de clase, no podía atender a un solo estímulo por vez, el incremento de sensación táctil en manos le impedía explorar, jugar y construir para afianzar las destrezas al tener que hacer un uso adecuado de las herramientas escolares (lápiz, tijera, etc.), no permitiendo la esperada coordinación muscular fina, alterando luego la direccionalidad de sus trazos, velocidad en la escritura y darle mayor legibilidad a su letra, él tendía hacer una letra de tamaño grande, al querer achicarla se le deformaba y era muy difícil leer lo escrito, muy aparte que se frustraba.

También se hacia evidente su torpeza motora gruesa, le era difícil tener una total conciencia de su cuerpo, tenía movimientos torpes, le costaba mantenerse sentado en una silla, al estar parado se balanceaba para buscar regularse, no lograba, mantener una rutina de ejercicios, se fatigaba antes de lo esperado.

Siempre fue un niño muy amiguero, tendía a buscar amistades que jugaran sin tantas reglas como los deportes, al realizarlos se fatigaba con rapidez y perdía el objetivo de juego. Le era más complejo mantener una actividad mental.

Como madre especialista que trabajo para que mis pacientes niños conozcan el movimiento de sus cuerpos, me sentía apenada de ver que mi hijo no lograba afianzarse en ninguna disciplina de deporte, todos los deportes le cansaban y no se sentía atraído por ninguno ni estimulado para continuar.

En el año 2003, cuando mi hijo tenía 8 años, me llega la información de cómo los trastornos en la infancia tienen una relación con la contaminación de ésta época y la mala nutrición.

Luego de volver a revisar las historias clínicas de mis pacientes de estos últimos 25 años pude corroborar, que por lo general la gran mayoría de ellos presentaba alteraciones alimenticias, problemas digestivos y de salud general. Cada vez me sentía más comprometida a conocer más acerca de la adecuada nutrición para sobrellevar estas épocas y además de apoyar a mi hijo orientar a los pacientes que me consultan.

Inicialmente me informo sobre nutrición en los diferentes trastornos en la niñez y luego paso a la nutrición normal y es así que me intereso en estudiar el curso de Nutrición Ortomolecular y Medicina Natural y Alternativa.

"CUANDO UNO QUIERE MEJORAR SU TRABAJO, PRIMERO DEBE AFILAR SUS HERRAMIENTAS"

Mi experiencia nutricional en estos últimos 8 años me ha permitido ver hoy en día notorios cambios en mi hijo de 17 años, muy significativos para su crecimiento, es muy difícil pensar que años atrás presentó dificultades en el lenguaje, aprendizaje, motores y de organización, habiéndole causado mayores esfuerzos para sobrellevar sus rutinas de vida.

Esta vivencia me ha permitido conocer y entender de cerca cómo varían las conductas, atención, fuerza y lenguaje cuando un cuerpo está bien nutrido, evitando las alteraciones sensoriales y los problemas de aprendizaje, de conducta, lenguaje y emocionales. Por lo cual me siento con el compromiso de compartir mi experiencia como mamá y especialista con otros padres y profesionales que trabajan con bebés y niños.

Las conductas infantiles tienden a ser multifactoriales pero cada vez estoy más convencida que desde nuestro nacimiento debemos recibir nutrición óptima, empezando con la lactancia materna y chequear el mantener una adecuada digestión, para así en lo posible, conseguir una salud integral para toda la vida.

Luego de entender la importancia de la nutrición óptima en el ser humano, empecé hacer cambios nutricionales en casa lo cual no fue nada fácil, las costumbres alimenticias en cada familia son muy fuertes, poco a poco fui retirando de nuestra cocina elementos que considerábamos buenos para nuestra salud pero que realmente no lo eran.

En esa época mi mamá, de 80 años vivía con nosotros, cuando se enteró que le retiraría la leche a su nieto, fue muy crítica, los tiempos de cuando ella fue pequeña, ahora han cambiado mucho, antiguamente se comían alimentos hechos en casa, la tortita o galletitas de la mamá o la abuela, la limonada, chicha o agua de manzana preparados ese día, las frutas y verduras salían del huerto, etc. Por suerte ella pudo ver algunos cambios de su nieto antes de dejarnos.

Mi esposo médico, desde su ciencia se negaba aceptar que yo tuviera la razón, pero yo segura seguí basándome en la observación día a día, al final la cocina estaba en mis manos, yo hacia las compras y decidía qué se comía. Hoy en día es el primero que me apoya en editar este libro.

"NO ESPERES UN MILAGRO, HAZLO"

Luego de estudiar y además de recibir la orientación de mi coautora, que llevaba más tiempo que yo con los intervenciones nutricionales con su hijo y otros niños también afectados, sabía que lo peor que me podía pasar al realizar los cambios nutricionales era mejorar la salud de mi hijo y en general de toda la familia. Eso fue mi motor para retirar de mi cocina alimentos con preservantes, colorantes, saborizantes y alimentos que hoy en día son más difíciles de digerir y ocasionan tantos desordenes a nuestros organismos.

La primera etapa fue difícil porque mi hijo debía introducir nuevos alimentos, con sabores, texturas, temperaturas y olores que anteriormente había rechazado (su memoria sensorial es muy fuerte). Había que introducir alimentos crudos, tanto en verduras como en frutas, inicialmente rechazaba los extractos y los jugos había que colarlos, no podía resistir el llegar a sentir textura alguna, sabía que debía tomarlo y lo pasaba como remedio, prefería no sentirlo.

Los desayunos eran difíciles y el apuro por salir a las obligaciones de trabajo, hizo que más de una vez se quedara tomando solo su desayuno.

Como nadie lo chequeaba, alguna vez buscó salir rápido del problema y no se le ocurrió mejor cosa que echar lo que él debía tomar, en una maceta.

Fue grande su sorpresa cuando vio que en la maceta que echaba el extracto, creció una flor preciosa, no pudo esconder su falta y contó lo que venía realizando, eso permitió que recapacitáramos, dándole una experiencia de vida de cómo los alimentos vivos, frutas, verduras, semillas crudas, a pesar que no le encantan son muy buenas para la salud y nos ayudan a nutrirnos naturalmente y a desintoxicarnos diariamente, por lo cual hay que aprender a consumirlas para tener una buena salud.

Actualmente aprendió a consumirlas a pesar que todavía no son de su total agrado. Cuando come fuera de casa o sale de viaje ya siente la necesidad de consumir lo enseñado para cuidar sus digestiones.

La intervención nutricional la iniciamos cuando él tenía 9 años y sorprendentemente sus cambios físicos favorecieron grandemente a que él colaborara en consumir aquellos alimentos que no estaba acostumbrado. A los ocho, nueve meses de haber iniciado los cambios nutricionales él tuvo un cambio de 180% en su aspecto físico, perdió la grasita que tenía, por fin le creció el pelo y se le afinaron sus rasgos físicos, él se veía diferente.

"EL CIELO NUNCA ABANDONA A QUIENES LO INTENTAN"

Su nuevo aspecto y capacidad física le permitieron ponerse un reto, logró al equipo de fútbol de su colegio, luego fue invitado por una academia reconocida para jugar como arquero en su categoría, con esto quiero resaltar los grandes logros de coordinación motora para estar a nivel de un deportista competitivo. También destacó en la selección nacional de Waterpolo de nuestro país.

Sabemos que la constancia y tenacidad ha permitido que mi hijo pueda conocer esta nueva visión de lo que nuestros cuerpos necesitan hoy en día. Las propagandas de alimentos procesados con un incremento de azúcar, sal, grasa trans, entre otros está en todos los quioscos de colegios, clubs, supermercados, etc. Él ha podido ver y comparase con él mismo de lo que era y lo que es, esto no sólo se lo ha dado su crecimiento sino el abrir su mente a las mejores propuestas alimenticias.

Muchas veces él se ha preguntado

¿ Qué hubiera sido de mí si no hubiera aceptado estos cambios nutricionales que mi mamá me da?

Seguro se hubieran incrementado sus problemas académicos de inicial y primeros grados de primaria y hubiera preferido quedarse jugando en la computadora en vez de darle la oportunidad a su cuerpo de moverse, desintoxicarse y fortalecerse.

Hoy en día es capaz de cumplir puntualmente con sus obligaciones escolares, entrenar tres horas diarias y participar en competencias deportivas nacionales y extranjeras. Sin dejar de lado sus actividades sociales.

Como familia tenemos la costumbre de analizar las propagandas de Radio, TV y Carteles y reconocer desde nuestra visión cuáles son anuncios que no debemos seguir.

La contaminación ingresa a nuestro cuerpo por el aire, agua, tierra y por lo que nos metemos por la boca, al tener mayor conocimiento podremos cuidarnos al igual que a nuestra familia.

Mi hijo esta muy contento con sus logros tanto escolares, deportivos. físicos y sociales. Tenemos la satisfacción de tener muy buenos comentarios de sus profesores y entrenador con respecto a sus obligaciones escolares, participación en clase y actuación en sus entrenamientos. Es un buen hijo y vemos que cada día es más consciente de los beneficios de llevar una vida sana y de lo que quiere para su futuro.

Le interesa la medicina, como su Papá, mi tranquilidad es que ya reconozca los cambios en nuestros organismos en este siglo XXI y cómo atenderlos.

Actualmente existe mayor conciencia familiar de aquellos productos que no son buenos para la salud y él trata de evitarlos.

Hoy en día nos preocupamos de nutrirnos no sólo de alimentarnos, para poder sobrellevar con calidad nuestros compromisos laborarles y familiares y tener una buena actitud de vida hasta que nos toque dejar este mundo.

Comparto con ustedes algunos signos y síntomas que observé antes de los 9 años de edad de mi hijo, podrían ser de alguna ayuda para ustedes para descubrir alguna alergia alimentaria reflejada en alteraciones sensoriales.

- Muy sensible a los olores
- Se dispersaba fácilmente con estímulos visuales, luz, sombras, etc.

- Su memoria visual era sorprendente, recordaba situaciones o personas por sus rasgos físicos.
- Escuchaba hasta el mínimo sonidos.
- Presentaba movimientos torpes y le costaba mantenerse sentado por tiempos largos.
- Se rascaba frecuentemente la nariz.
- Tendía a tener las orejas rojas
- Eccema en la cara, el mentón y los cachetes se le ponían muy rojos.
- Granitos en los brazos.
- Pelo muy ralo y parado, de bebé tuve que raparlo en tres oportunidades.
- Demoró en hablar y luego su lenguaje expresivo y memoria era pobre.
- Construía inadecuadamente sus oraciones
- Inicialmente presentaba dificultad para leer.
- Hasta los 9, 10 años tendía a usar una muletilla "co que" para ayudarse a expresar, en vez de decir como que.
- Cuando hablaba o leía en voz alta, lo hacía muy rápido y no siempre se le entendía.
- Se esforzaba por ser el primero en entregar las tareas o pruebas, lo que muchas veces lo llevaba a hacer faltas por no revisar, se impacientaba.
- Su relación con algunos profesores durante la clase y/o deportes era tensa.
- Hipersensible a la ropa, especialmente aquella que debiera ir en su cintura. No toleraba la ropa ajustada, toda su ropa era de talla grande. Hasta los 9 años tuvo mucha grasita en la barriga
- Manifestaba ser muy sensible en la parte posterior de la boca, por lo que tendía a comer con la boca abierta, muy desagradable para quien lo acompañaba a comer.
- Muy sensible a texturas, sabores, olores y temperaturas de los alimentos.
- Tenía poca energía para llevar a cabo una rutina de deporte, inicialmente pasaba mucho tiempo en banca al realizar algún deporte grupal, lo cual lo aburría.
- Había algunos compañeros que lo fastidiaban por ser gordito.

- El hacía mucho esfuerzo por querer hacer las cosas bien, pero no siempre lo lograba.
- Constitucionalmente era alto, gordito y pesado, lo cual le impedía realizar actividades motoras con gracilidad y tolerar los tiempos adecuados en actividades deportivas.
- Cada vez se hacían más frecuentes los dolores de cabeza, los cuales relacionábamos con el stress escolar.
- Se despertaba a media noche.

Todos estos signos y síntomas desaparecieron sin requerir medicación alguna, sólo con el cambio alimentario y suplementación nutricional, me siento muy contenta de haber tomado esta decisión, ahora veo como mi hijo ya es capaz de cuidarse por sí solo y tomar decisiones correctas.

"NO HAY QUE ESCRIBIR PARA SALIR DEL PASO SINO PARA QUEDARSE"

"LEE PARA SER LIBRE, SER CULTO PARA LOGRAR AUTONOMÍA Y APORTAR AL BIEN DE LOS DEMÁS"

www.ingramcontent.com/pod-product-compliance
Lightning Source LLC
Chambersburg PA
CBHW031944170526
45157CB00002B/375